Docteur E. SYRMEN

Ancien Externe des Hôpitaux de Toulouse

---✦---

I0030395

CONTRIBUTION A L'ÉTUDE

DES

Plaies par Armes à feu

De la Moelle Epinière

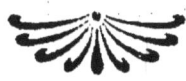

TOULOUSE

Ch. DIRION, LIBRAIRE-ÉDITEUR

22, rue de Metz et rue des Marchands, 33

--

1913

Docteur E. SYRMEN

Ancien Externe des Hôpitaux de Toulouse

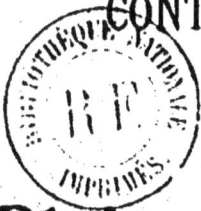

>—•—<

CONTRIBUTION A L'ÉTUDE

DES

Plaies par Armes à feu

De la Moelle Epinière

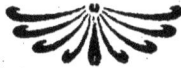

TOULOUSE

Ch. DIRION, LIBRAIRE-ÉDITEUR

22, rue de Metz et rue des Marchands, 33

—

1913

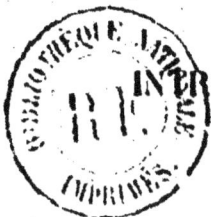

INTRODUCTION

Le 13 septembre 1912, entrait d'urgence à l'Hôtel-Dieu, dans le service de M. le professeur Jeannel, suppléé à ce moment-là par M. le professeur agrégé Dambrin, une femme qui venait d'être atteinte par un coup de feu, tiré sur elle par son mari. Après avoir diagnostiqué une plaie de la moelle épinière par balle de revolver, M. le professeur Dambrin opéra la blessée. C'est alors qu'il nous fit remarquer combien la chirurgie du système nerveux avait progressé et combien son opération aurait paru audacieuse aux maîtres de la première moitié du siècle dernier. Il nous donna l'idée d'étudier cette question pour écrire notre thèse et voulut bien nous faire l'honneur de nous donner aimablement d'utiles conseils et de guider notre travail. M. le professeur Dambrin nous montre une fois de plus son affectueuse bienveillance en nous faisant l'honneur d'accepter aujourd'hui la présidence de notre thèse. Nous sommes heureux de lui adresser publiquement tous nos remerciements et l'expression émue de notre reconnaissance.

A l'heure décisive et solennelle où nous quittons

cette chère Faculté pour entrer dans la vie active, le
souvenir des maîtres que nous avons aimés, de nos ca-
marades de travail, de nos joies comme de nos diffi-
cultés passées, remplit notre cœur de vives émotions.
Ces murs même, témoins de nos travaux, s'animent
et semblent vouloir nous retenir par les mille tentacu-
les charmants que notre imagination n'a pas de peine
à leur prêter, et, comme une obsession, reviennent
sans cesse devant nos yeux les deux vers du poète :

> Objets inanimés, avez-vous donc une âme
> Qui s'attache à notre âme et la force d'aimer?

Aussi n'est-ce pas seulement pour se conformer à
une ancienne tradition si naturelle, que spontanément
nous évoquons le souvenir des maîtres que nous quittons.

Nous nous rappelons l'heureuse émotion qui s'em-
para de notre cœur, lors de notre première entrée à
l'Hôtel-Dieu, dans le service de M. le professeur Mossé.
Notre longue blouse blanche nous paraissait un bril-
lant uniforme destiné seulement aux hommes qu'au-
réole la science et lorsque nous accompagnâmes le
maître dans les salles où gémissent des malheureux,
il nous semblait planer au-dessus de toutes ces infor-
tunes, et vivre dans une atmosphère supérieure. Plus
tard, nous fûmes l'externe de M. le professeur Mossé
et sous sa direction, nous nous initiâmes à la pratique
médicale. Qu'il nous permette de lui adresser nos vifs
remerciements.

Après notre stage de clinique médicale, nous en-
trâmes dans le service de M. le professeur Jeannel, dont
nous fûmes le stagiaire et plus tard l'externe. Son en-
seignement nous initia à la pratique chirurgicale dont
nous fûmes toujours un admirateur fervent et son
exemple nous apprit la beauté du travail, du dévoue-
ment et de la bonté. Que M. le professeur Jeannel nous
permette d'évoquer aujourd'hui cette heureuse année vécue à ses côtés. Nous sommes heureux de lui
prouver que nous aimons marcher dans la voie qu'il
nous a tracée et que son nom, gravé dans notre cœur
est pour nous l'objet d'une bien vive reconnaissance.

Il nous reste à remercier les professeurs qui ont
contribué à nous faire aimer la médecine et dont nous
sommes fiers d'avoir été l'élève. Je veux parler de M.
le professeur R. Cestan dont nous avons suivi avec tant
d'intérêt les cours sur la pathologie du système nerveux et qui nous fait aujourd'hui l'honneur d'examiner notre thèse ; de M. le professeur agrégé Martin,
dont les leçons nous facilitèrent l'étude de la chirurgie.

Nous n'aurions garde d'oublier les maîtres qui com-
plétèrent notre instruction médicale : MM. les professeurs Audry, Frenkel, Raymond, Bézy. Nous leur
adressons à tous la sincère expression de notre profon-
de gratitude.

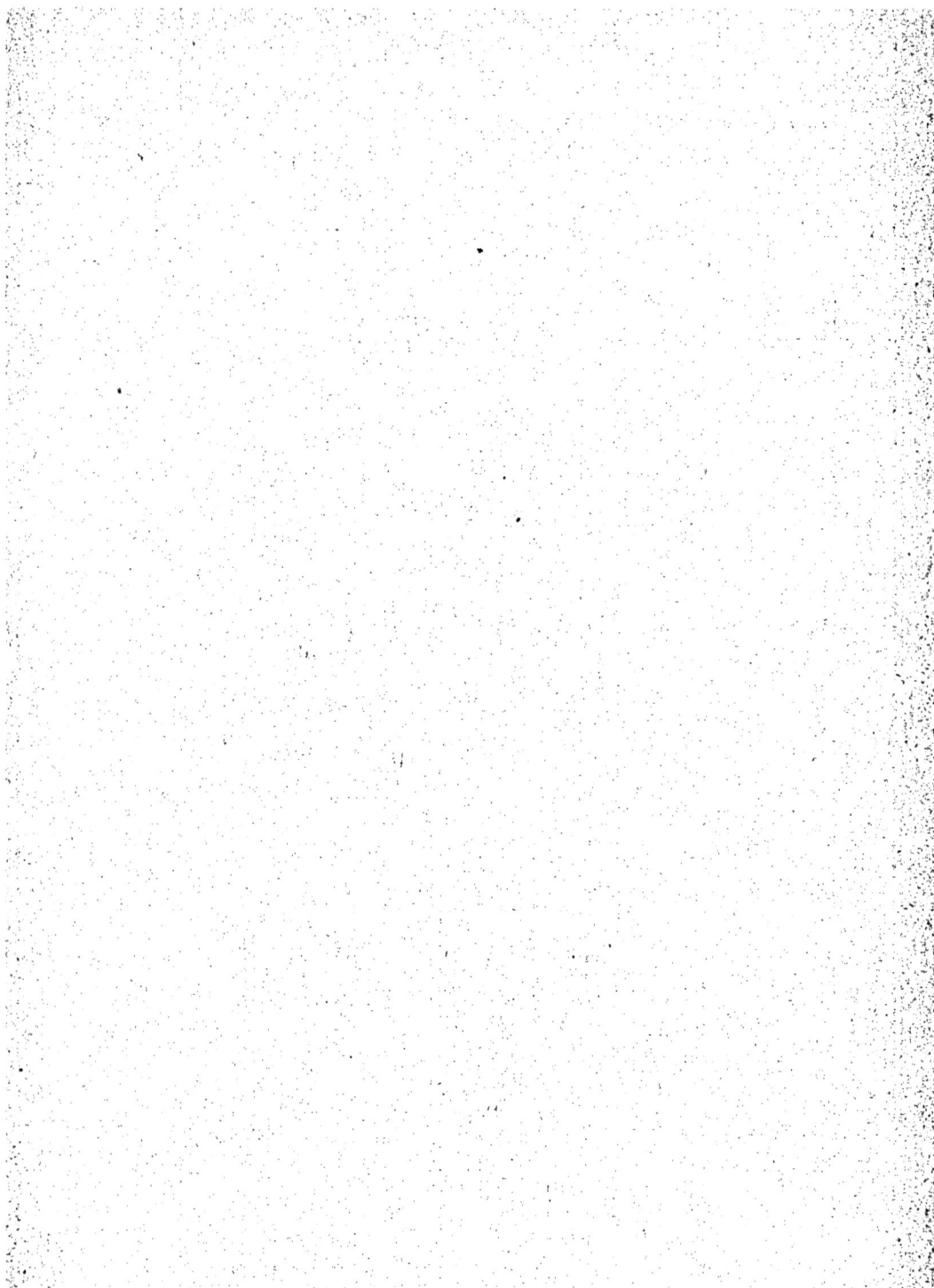

HISTORIQUE

La chirurgie de la moelle épinière est de date toute récente. Jusqu'au début du dix-neuvième siècle, l'axe nerveux cérébro-spinal était mal connu. Les anatomistes décrivaient bien sa configuration générale, son aspect, qu'ils étudiaient avec la seule aide de leur scalpel, ils voyaient les nombreuses branches qui s'échappaient de cet axe pour se ramifier dans tous les muscles de l'organisme ; mais ils ne connaissaient pas les fonctions de cet organe de couleur blanc grisâtre que le canal vertébral enveloppe comme un manchon indestructible. La physiologie était faite d'hypothèses et ne se basait pas encore sur l'expérimentation. Aussi, les chirurgiens n'osaient pas toucher à cet organe qu'ils connaissaient à peine ; ils se contentaient d'étudier soigneusement la symptomatologie des plaies de la moelle, de décrire les paralysies dont elles s'accompagnent et qu'ils ne pouvaient pas comprendre.

Hippocrate, à qui les médecins ont voué un culte servile pendant plus de deux mille ans, avait pu observer des plaies du rachis et de la moelle épinière. Il dit:

« Si la moelle épinière est blessée dans une chute ou

par quelque autre violence extérieure, elle détermine l'impuissance des membres inférieurs qui perdent même la sensation du toucher, la vessie et le ventre deviennent inertes si bien que les matières et les urines ne sont plus rendues librement. Quand la maladie a une certaine durée, l'urine et les matières s'échappent sans que le malade en ait conscience, la mort arrive dans un laps de temps qui n'est jamais long. »

Arétée avait observé que dans toute plaie latérale de la moelle la paralysie siège toujours du même côté que la lésion.

D'après Galien, si la plaie intéresse un segment plus rapproché de l'encéphale, le nombre de muscles paralysés est plus grand

Avec de telles notions, les chirurgiens étaient désarmés devant ces plaies qui s'accompagnaient de si grands désordres. Il fallait attendre des travaux qui fixeraient d'un façon plus précise les fonctions de l'axe nerveux spinal. Ces travaux n'ont pu s'effectuer qu'après l'introduction du microscope et de la vivisection dans les laboratoires de physiologie.

Depuis cette époque il faut mentionner les célèbres et fondamentales expériences de Magendie sur les fonctions des racines médullaires, de Marshall Hall sur les réflexes, de Pflüger sur les lois des mouvements réflexes, de Waller, sur les dégénérescences qui se produisent après toute section nerveuse et les travaux plus récents de Ramón y Cajal, de Golgi, de Kölliker, de Marinesco sur le neurone.

Ces nouvelles connaissances obligent les médecins à observer de plus près la symptomatologie des lésions médullaires et étudier ses rapports avec les fonctions que viennent de faire connaître les physiologistes et les histologistes. D'abord en médecine, Duchenne de Boulogne publie le premier les nouvelles bases de la pathologie nerveuse ; Charcot, Bouchard, Raymond et Déjerine publient de nombreux travaux.

Les chirurgiens deviennent plus audacieux à mesure que les nouvelles connaissances deviennent plus précises, abandonnent ce respect religieux dont ils avaient jusqu'à ce jour, entouré toute plaie de la moelle épinière, ne se contentent plus d'une thérapeutique palliative et commencent à intervenir. La première trépanation du rachis est citée par Laugier, dans sa thèse inaugurale. Depuis, le traitement des lésions médullaires se précise avec les travaux de Chipault, Vincent, Tuffier, Weiss, Sencert, Auvray, Mouchet, en France, de Enderlend, Krauss, Burns, Prewett, Haynes à l'étranger. En octobre 1909, il a fait l'objet d'un rapport très important de Sencert et Auvray, au vingt-deuxième Congrès français de Chirurgie.

A mesure que ces questions seront plus connues et plus précises, les résultats deviendront bien meilleurs et bon nombre de ces blessés qu'une plaie rachidienne vouait à une mort certaine pourront retirer des nouveaux traitements des bénéfices inestimables.

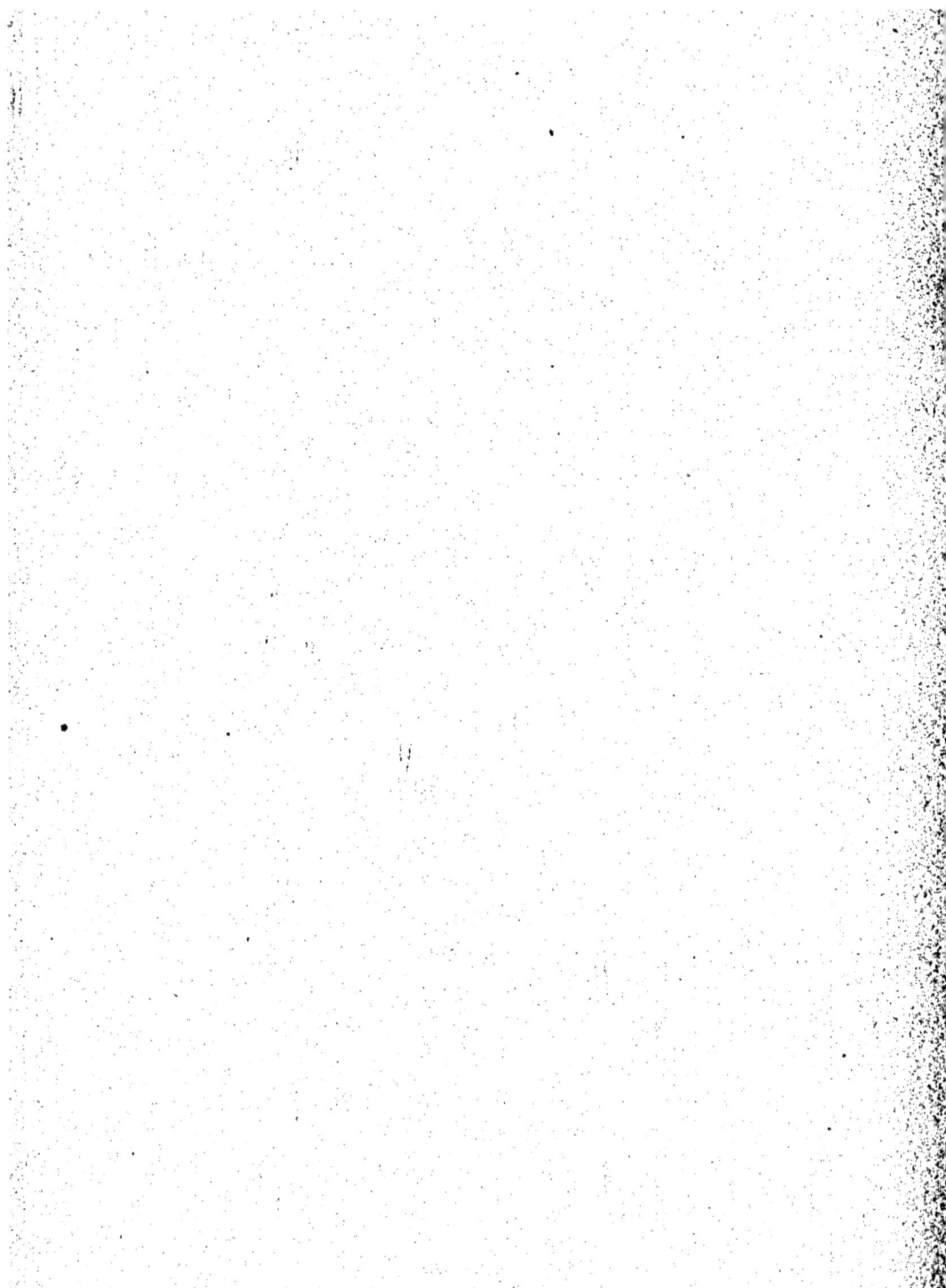

MÉCANISME

Les plaies par armes à feu de la moelle épinière n'ont, à proprement parler, pas de mécanisme spécial. Les projectiles, « animés d'une force-vive considérable, pénètrent aveuglément là où ils frappent, entrent par effraction, fracturant les lames, les apophyses articulaires, les corps vertébraux, l'étendue des délabrements étant en rapport avec le calibre, la force-vive, la vitesse de rotation du projectile ». (Bouvier, thèse.)

En général, la moelle épinière est blessée *indirectement* par les esquilles osseuses produites par le traumatisme. Une balle frappe le rachis en un point quelconque de sa charpente osseuse, fracture la vertèbre touchée au niveau du corps vertébral ou de la masse apophysaire et ressort en général par un orifice correspondant à l'orifice d'entrée. Les fragments osseux sont projetés vers le canal rachidien : ils peuvent exercer sur la moelle épinière une simple compression ; — ou bien, ils peuvent déchirer la dure-mère, passer dans l'espace sous-arachnoïdien peu résistant, où se produiront des hémorragies consécutives à la rupture des vaisseaux qui constituent le plexus veineux et dtlacérer la pie-mère et la moelle épinière ; — les fragments osseux peuvent enfin écraser la moelle et produire une véritable section totale.

En outre de ces blessures indirectes, la moelle peut être blessée *directement* par le projectile. Une balle peut pénétrer dans le canal vertébral par un trou de conjugaison où passent les nerfs rachidiens. Ou bien, elle passe, à travers les ligaments jaunes, dans les fentes interlamellaires sans provoquer de lésions du squelette vertébral. Ces cas, a sez rares, sont plus fréquents dans la région cervicale que dans tout autre segment de la colonne vertébrale. En effet, tandis que la région dorsale ne présente aucune solution de continuité sur toutes ses faces, que la région lombaire a ses fentes interlamellaires protégées par une masse musculaire énorme, la région cervicale est recouverte de parties molles peu épaisses, des apophyses épineuses peu volumineuses et présente, pendant la flexion de la tête, un écartement notable de l'espace compris entre les lames vertébrales.

Dans la littérature, on trouve quelques observations de ces blessures directes de la moelle.

En 1838, Guyon a publié l'histoire d'un blessé chez lequel le projectile avait écarté les lames vertébrales et était entré dans le canal rachidien par un trou de conjugaison.

Steudener, en 1883, trouva dans une autopsie une balle qui avait pénétré dans le canal rachidien par un trou de conjugaison.

Forgues a publié la même année un cas de plaie de
la moelle par une balle qui était entrée dans le canal
vertébral par le trou de conjugaison situé entre la
deuxième et la troisième vertèbres dorsales sans avoir
provoqué de lésions osseuses.

Small, en 1887, trouva à l'autopsie d'un blessé par
balle de pistolet, la balle enchâssée dans l'arc postérieur de la onzième vertèbre dorsale ; elle était entrée
dans le canal rachidien sur la face latérale droite par
le trou de conjugaison situé entre la onzième et la
douzième dorsales.

Vincent (d'Alger) a cité ces observations en 1892,
dans la *Revue de Chirurgie.*

La moelle peut donc être blessée à la suite d'un coup
de feu, soit directement, soit le plus souvent indirectement. Le projectile, avons-nous dit plus haut, ressort en général par un orifice correspondant à la
porte d'entrée. Mais il peut arriver qu'il reste dans le
canal rachidien, dans l'espace sous arachnoïdien où il
exerce une compression continuelle de la moelle épinière. Ce fait se produit même assez souvent puisque
Prewett a pu établir une statistique comprenant 44
cas dans laquelle il dit qu'il a trouvé 9 fois le projectile logé dans le canal vertébral. D'après une statistique plus récente de Haynes et Morehead, réunissant 46
cas de plaies de la moelle par coup de feu, 11 fois la
balle se trouvait dans le canal rachidien.

Des auteurs citent même des cas dans lesquels la
balle, logée dans l'espace sous-arachnoïdien, y subit

des déplacements. Pour cela, une condition est nécessaire : le projectile doit pénétrer dans le canal vertébral au-dessous de la deuxième vertèbre lombaire qui correspond, chez l'adulte, au cône terminal de la moelle épinière. Raymond et F. Rose ont publié en 1906 une observation de ce genre. Il s'agissait d'un blessé chez lequel une balle avait pénétré dans le rachis au niveau de l'apophyse épineuse de la deuxième vertèbre lombaire. Après quelques semaines, les symptômes s'étant aggravés, une nouvelle radiographie fut pratiquée ; elle montra la balle au niveau de la partie inférieure de la première vertèbre sacrée. Au moment de l'opération, la balle se déplaça de nouveau jusqu'à la quatrième lombaire.

En résumé, la moelle épinière peut être blessée *indirectement* (cas le plus fréquent) par les fragments osseux résultant de la fracture des vertèbres atteintes par le projectile.

Directement, par une balle qui peut passer par un trou de conjugaison ou glisser dans un espace interlaminaire sans provoquer de lésions osseuses.

Quant au projectile lui-même, il ressort en général par un orifice diamétralement opposé à l'orifice d'entrée ; ou bien il reste dans le canal rachidien et, dans quelques cas très rares, il peut y subir des déplacements.

ANATOMIE PATHOLOGIQUE

Avant d'étudier l'anatomie pathologique des plaies de la moelle, il est nécessaire de rappeler brièvement sa constitution anatomique et histologique.

La moelle épinière est une colonne de substance grise entourée de substance blanche. Deux sillons, l'un antérieur, l'autre postérieur, la divisent en deux moitiés latérales que trois autres sillons collatéraux subdivisent en cordons. Ces derniers sont formés de fibres nerveuses que nous ont fait si bien connaître les travaux de Golgi et de Ramón y Cajal. La fibre nerveuse comprend un organe central, le cylindrage, qui est lui-même « décomposable en fines fibrilles élémentaires (d'autres disent en réseaux fibrillaires), les neuro fibrilles, noyées dans un protoplasma différencié, l'axoplasme, et soutenues par un réseau de neurokératine » (Sencert).

Physiologiquement, la moelle est surtout un organe de transmission de l'influx nerveux, en particulier des impressions sensitives. Vulpian a établi depuis longtemps qu'elle était à la fois un organe et un centre de transmission pour les phénomènes moteurs. Récemment, Déjerine et Thomas ont montré que les cellules des cornes antérieures avaient leur origine réelle dans la moelle ; elles auraient pour fonction de transmettre les excitations parties de la zone corticale motrice et de coordonner les mouvements. Enfin, la moelle est un centre réflexe et un centre trophique.

Un projectile, atteignant la moelle épinière peut, sans l'avoir blessée, rester dans le canal rachidien où il exerce une compression permanente sur la substance nerveuse : — il peut produire encore une contusion directe sans provoquer de plaie ; — dans un troisième ordre de faits, le projectile érafle la moelle et sectionne les fibres superficielles ; — il peut encore provoquer une hémisection de la moelle ; — dans des cas rares on a vu les projectiles atteindre la moelle au niveau d'un sillon médian et se creuser un tunnel dans la substance nerveuse ; — enfin, le projectile peut produire une section totale de la moelle.

Suivant les cas, les fibres nerveuses centrales sont plus ou moins lésées par le traumatisme. Parfois on n'observe qu'un « gonflement localisé de l'axoplasme sans lésion de l'élément noble, des neurofibrilles » (Sencert) ; c'est une lésion non destructive, capable de se régénérer, de rétablir la continuité et la fonction normale de la fibre.

Dans d'autres cas, le traumatisme est plus intense : nous avons des lésions destructives, caractérisées par la « fragmentation des neurofibrilles et la liquéfac-

tion de la gaine de myéline qui subit d'emblée la dégénérescence granulo-graisseuse » (Sencert).

Pratiquement, dans toute plaie de la moelle, nous
aurons à considérer suivant les cas :

Des *lésions partielles* où les lésions élémentaires
destructives et non destructives coexistent, inégale-
ment réparties.

Des *lésions totales* ne comprenant que des lésions
destructives.

L'évolution de ces lésions sera bien différente.

Dans les lésions partielles, les lésions non destructives
sont capables de se régénérer, à condition que la cause
qui les a produites ne persiste pas. Le bout central de
la fibre nerveuse émettra un prolongement qui, peu
à peu, prendra la place du bout périphérique et s'en-
tourera d'une nouvelle gaine de myéline ; il récupèrera
les mêmes fonctions que le segment de fibre dégénéré,
devenu la proie des leucocytes toujours en éveil pour
débarrasser l'organisme de tout corps étranger inerte
ou nuisible.

Quant aux lésions totales, formées uniquement de
lésions destructives, elles sont incapables de régénération efficace. La fibre détruite est vouée à la dégénérescence totale, sans espoir de récupérer des fonctions
irrémédiablement perdues. De sorte que les lésions
totales de la moelle conduisent à la perte définitive
de tout le segment médullaire situé au-dessous d'elles.

Ce n'est pourtant pas l'opinion de tous les auteurs,
en particulier des chirurgiens américains. Dans son

rapport au vingt-deuxième Congrès Français de Chirurgie, Sencert cite l'observation suivante de Stewart et Harte :

En 1901, ces deux auteurs font une suture au catgut de la moelle sectionnée, au niveau de la septième cervicale, par une balle de revolver restée entre les deux fragments médullaires. Après extraction de la balle, il y avait dans la moelle une perte de substance de trois-quarts de pouce. Au bout de quinze jours, commencement d'amélioration fonctionnelle. Au bout de 8 mois le patient se tenait debout ; la sensibilité tactile et thermique, la sensibilité à la douleur avaient reparu. Au bout de 16 mois, amélioration de la paralysie vésicale, réapparition des réflexes cutanés et tendineux. En 1906, le malade pouvait faire quelques pas avec des béquilles.

D'après Sencert, il y avait sans doute, dans ce cas, une circonférence médullaire intacte qui aurait conservé les fonctions normales. Mais une seule observation ne peut détruire le dogme de l'impossibilité de la régénération des lésions totales que des milliers d'autres observations viennent confirmer.

Enfin, nous devons ajouter qu'il est des cas où une lésion médullaire peut exister alors que le fourreau méningé ne présente aucune solution de continuité. Il se passe dans ce cas un phénomène semblable à celui des traumatismes de la région abdominale, qui s'accompagnent parfois de lésions intestinales avec intégrité absolue de la paroi. Un bel exemple de lésion médullaire avec intégrité du fourreau méningé est donné par l'observation inédite qui a fait l'objet de notre travail.

———

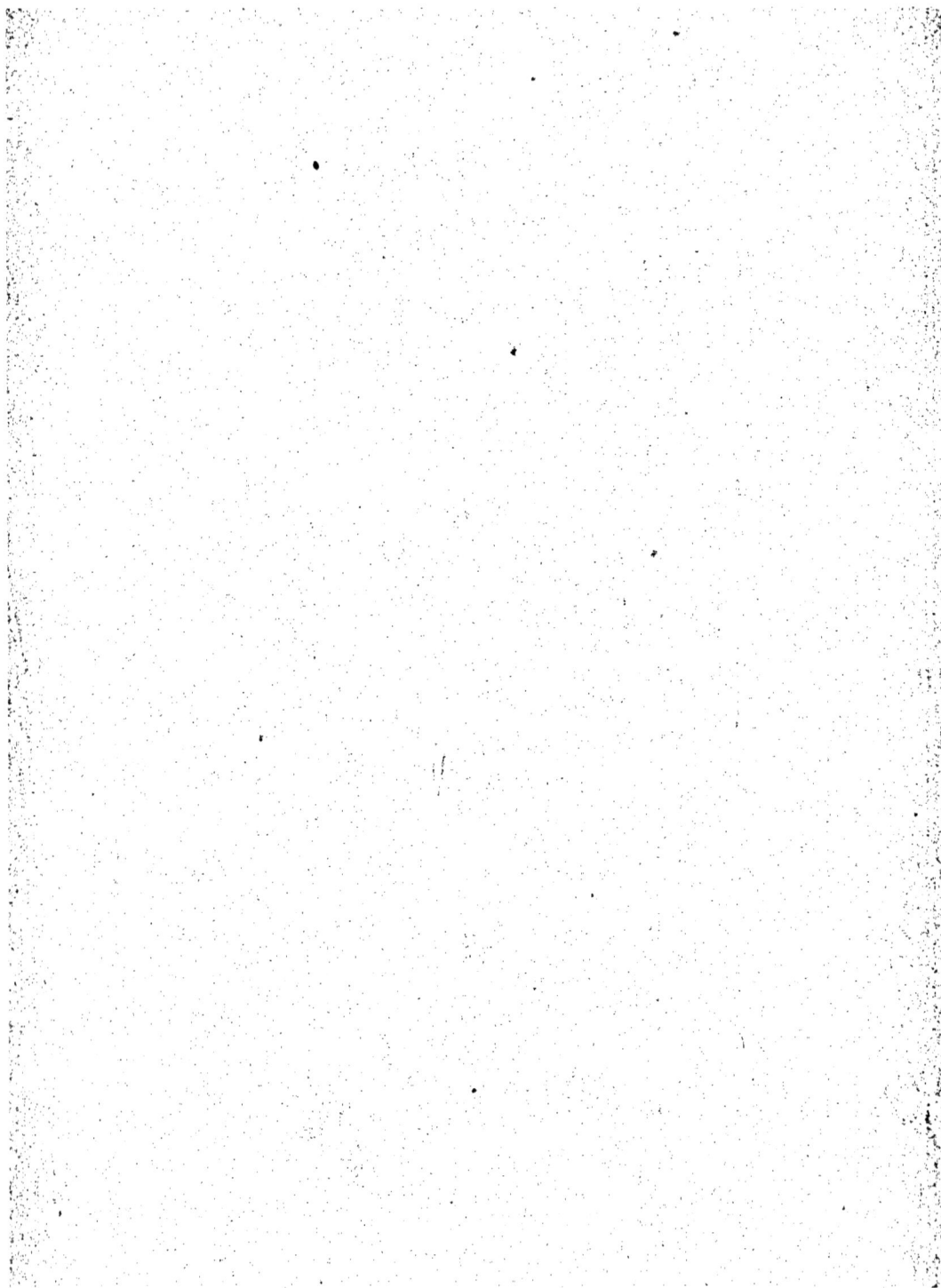

SYMPTOMATOLOGIE

Un individu reçoit un coup de feu qui blesse sa moelle épinière. Aussitôt, ses jambes se dérobent sous lui et il s'effondre, incapable de faire mouvoir ses membres inférieurs et parfois même ses membres supérieurs si le coup de feu a été tiré au niveau de la région cervicale du rachis ou dans la région de la nuque. Cette impossibilité de marcher et de se mouvoir est le symptôme qui frappe le plus les témoins de l'accident.

En outre, le blessé a le visage pâle; les muscles peauciers sont fortement contractés; le regard est anxieux, exprimant de vives souffrances. Il est en général en état de shok : extrémités froides, sueurs froides, pouls petit, filiforme, respiration brève entrecoupée de hoquets, tendance semi-syncopale. Mais le shok n'est pas constant et souvent le blessé peut répondre d'une façon exacte aux questions qu'on lui pose quelques instants après l'accident.

On transporte le malade à l'hôpital et le chirurgien procède à l'examen des symptômes qu'il présente.

Au niveau du rachis, on trouve, en un point quelconque de sa hauteur, une plaie étroite, bordée de parties molles tuméfiées, parfois ecchymotiques, et douloureuses. Si la balle a lésé le squelette, un point où siège une douleur exquise bien localisée peut révéler une fracture vertébrale que l'on peut diagnostiquer plus sûrement par la tendance qu'a le blessé à immobiliser le fragment de colonne vertébrale atteint et par l'exploration au stylet, procédé d'examen peu recommandable. A ce niveau on peut parfois observer un écoulement de liquide céphalo-rachidien.

On trouve ensuite les symptômes médullaires que nous allons étudier rapidement et qui consistent en troubles moteurs, sensitifs, réflexes, sphinctériens et trophiques.

TROUBLES MOTEURS

La moelle étant un organe de transmission des excitations motrices parties de l'écorce cérébrale, toute solution de continuité entraînera une paralysie de tous les muscles situés au-dessous de la section.

L'étendue de la paralysie dépendra de la largeur de la section et de sa hauteur par rapport aux différents segments de la moelle.

Une lésion du cône médullaire, par exemple au niveau du quatrième segment sacré, ne se traduit que par une parésie du releveur et du sphincter de l'anus. Au contraire, une lésion de la moelle dorsale se traduira par la paralysie des membres inférieurs, de la région inférieure du tronc, des muscles du ventre et du dos.

Suivant que la lésion intéressera un seul côté ou les deux côtés de la moelle, la paralysie aura la forme hémiplégique ou paraplégique. La forme hémiplégique, combinée avec les troubles de la sensibilité, donne le tableau symptomatique connu sous le nom de syndrome de Brown-Séquard qui, d'après Déjerine et Thomas, a l'aspect suivant :

1° Du côté correspondant à la lésion :

a) Paralysie du mouvement volontaire, hémiplégie rarement observée, le plus souvent hémiparaplégie, les lésions unilatérales de la moelle dorsale étant plus communes que celles de la région cervicale supérieure ; la paralysie d'abord flasque, devient par la suite spasmodique avec exagération des réflexes tendineux;

b) Hyperesthésie au toucher, au chatouillement, à la douleur et à la température ;

c) Une zone d'anesthésie en bande transversale de peu d'étendue, située juste au-dessus de la limite supérieure de l'hyperesthésie ;

d) Une zone d'hyperesthésie plus ou moins marquée surmontant encore la zone d'anesthésie.

e) Une élévation absolue ou relative de la température dans les parties paralysées et souvent aussi dans les parties hyperesthésiées situées au-dessus de cette zone d'anesthésie ;

f) Des phénomènes de paralysie des origines du nerf

grand sympathique cervical, — myosis, rétrécissement de la fente palpébrale, exophtalmie, — et une paralysie des muscles respiratoires, lorsque la lésion siège à la région cervicale ;

g) Perte du sens musculaire ;

h) Diminution ou abolition de la sensibilité osseuse.

2° Du côté opposé à la lésion :

a) Anesthésie totale au toucher, au chatouillement, à la douleur, à la température, dans les parties correspondant à celles qui sont paralysées de l'autre côté ;

b) Conservation parfaite des mouvements volontaires, du sens musculaire ainsi que de la sensibilité osseuse ;

c) Une bande-transversale peu étendue d'hyperesthésie à un faible degré, au-dessus des parties anesthésiées. »

Quant à la forme paraplégique, elle est la plus fréquemment observée. Les caractères de cette paraplégie varient avec l'intensité de la lésion. Une lésion totale de la moelle s'accompagnera d'une paraplégie flasque et permanente. Une lésion incomplète donnera une paraplégie spasmodique caractérisée par « une paralysie plus ou moins marquée et plus ou moins étendue, associée à la contracture, aux exagérations des réflexes tendineux, trépidation épileptoïde, secousses musculaires » (Auvray). La lésion incom-

plète peut encore se transformer au bout de peu de
temps, en une paraplégie spasmodique.

TROUBLES SENSITIFS

La moelle étant l'organe de conduction de la sensibilité, toute plaie l'intéressant provoque des modifica-
tions, des troubles de cette fonction.

La sensibilité peut être abolie, diminuée, exagérée
ou pervertie.

La sensibilité est abolie, dans toute section totale de
la moelle. Au-dessous de la lésion, nulle sensation de
tact, de douleur, de température, ne peut être perçue.
Mais cette anesthésie s'accompagne, en général, d'une
hyperesthésie siégeant au-dessus de la lésion et due à
l'irritation des nerfs qui rejoignent la moelle au-dessus de la section. Cette hyperesthésie provoque chez
le blessé des troubles subjectifs tels que : sensation
de resserrement violent, douleurs en ceinture, conti-
nues ou intermittentes, et caractérisées par le fait
qu'elles n'augmentent pas d'intensité à la pression.

La sensibilité est diminuée dans les lésions partielles de la moelle. On peut noter souvent la dissociation syringomyélique des sensations, ou bien, d'après
Poinsot, un retard dans la perception des diverses
sensations.

Dans l'hémisection de la moelle, les troubles de la
sensibilité forment avec les troubles moteurs le syndrome de Brown-Séquard décrit plus haut.

TROUBLES RÉFLEXES

Les réflexes sont modifiés par toute plaie médullaire et l'examen de ces troubles a une grande importance pour le diagnostic du niveau de la lésion. La localisation des centres réflexes dans l'axe nerveux spinal est bien connue, de sorte que d'après les troubles observés, nous pouvons diagnostiquer souvent le siège de la plaie intra-rachidienne.

Les réflexes, divisés en réflexes tendineux et réflexes cutanés, sont abolis par une section totale de la moelle. Ils sont parfois abolis pendant quelques jours, par une section partielle. Aussi ne doit-on pas se baser sur l'abolition totale des réflexes, pour diagnostiquer une section totale de la moelle.

Une plaie intéressant les faisceaux pyramidaux, provoque l'exagération des réflexes et le moindre contact, la moindre influence thermique ou tactile peut parfois provoquer leur apparition. Dans ce cas, les réflexes peuvent même apparaître dans le membre opposé qui n'a pas été impressionné directement, ce qui provoque des mouvements spasmodiques, de véritables convulsions.

Les réflexes sont diminués lorsque la plaie médullaire intéresse une partie des cellules où siège un centre réflexe. L'arc réflexe est interrompu, d'où diminution de l'intensité du mouvement.

Les réflexes cutanés subissent les mêmes variations

que les réflexes tendineux. Ils sont abolis, diminués ou exagérés suivant les cas. Mais comme ils varient avec les individus, leur production n'est pas soumise à des lois aussi rigoureuses que celles qui régissent les réflexes tendineux. Leur étude n'a pas une très grande importance pour le diagnostic.

TROUBLES TROPHIQUES

Une des fonctions de la moelle est d'assurer la nutrition des organes auxquels elle transmet les excitations des centres supérieurs. Lorsqu'une cellule des cornes antérieures est détruite, le muscle strié qu'elle commande est paralysé et, de plus, ce muscle s'atrophie, comme s'il n'était plus nourri par le sang qu'il reçoit pourtant dans les conditions normales. Cette atrophie musculaire est rapide ou lente. Dans les cas d'atrophie rapide, le muscle paralysé est souvent le siège de contractures, de douleurs fulgurantes, de crampes ; il présente à l'examen électrique la réaction de dégénérescence qui indique une perte définitive de ses fonctions vitales.

En même temps, on constate presque toujours des troubles trophiques cutanés ; des plaques d'érythème siégeant d'un seul côté ou des deux côtés du corps ; des éruptions pemphigoïdes (Charcot) paraissant aux jambes et à la plante des pieds ; — des escarres qui apparaissent sur les points saillants supportant le

poids du corps et qui gagnent peu à peu les plans profonds pour arriver jusqu'aux os et parfois même au
canal vertébral.

TROUBLES VISCÉRAUX

Les organes profonds sont troublés par les plaies
médullaires. Ces troubles varient avec le niveau de
la lésion. Ainsi, une plaie intéressant la moelle cervicale provoque une dyspnée due à la paralysie des muscles inspirateurs, pouvant aller jusqu'à l'asphyxie
par paralysie du diaphragme.

La paralysie de l'intestin et des parois abdominales
s'accompagne de tympanisme, de rétention ou d'incontinence des matières fécales.

TROUBLES URINAIRES

Les troubles urinaires sont fréquents dans les plaies
de la moelle. On peut les diviser en deux grands
groupes : les troubles urinaires d'origine rénale ; les
troubles urinaires d'origine vésicale.

D'après Zesas, qui en a publié une étude complète
dans le *Sammlung Klinischer Vorträge*, on peut observer une diminution et même la suppression de la
fonction urinaire. La polyurie est observée plus rarement.

Zesas a publié sept observations de glycosurie qui
serait due à une lésion secondaire du bulbe, provo-

quée par un traumatisme considérable. L'albuminu-
rie est exceptionnelle et transitoire ; elle dure en général un ou deux jours. La lithiase rénale aseptique a
été constatée ; elle serait due à la formation de petits
exsudats organiques autour desquels se développe-
raient des couches de sels calcaires.

Comme troubles urinaires d'origine vésicale, on observe cliniquement : une première phase avec rétention urinaire, conservation de la tonicité vésicale et
abolition de la sensibilité. Vers la troisième semaine
après le traumatisme, commence une seconde phase
caractérisée par de l'atonie vésicale ; l'urine s'écoule
goutte à goutte. Enfin, pendant une troisième phase,
nous ne trouvons que des symptômes d'infection vésicale, accompagnée d'infection urinaire ascendante.

On peut provoquer expérimentalement ces lésions
en blessant la moelle à des niveaux différents. Le centre vésico-spinal étant situé dans la moelle lombo-sacrée, une section de la moelle dorsale provoque de la
paralysie vésicale avec rétention urinaire et une section de la moelle lombo-sacrée donne de la paralysie
avec incontinence d'urines.

La symptomatologie des plaies de la moelle varie
donc beaucoup suivant la région médullaire blessée.
Il est impossible d'en écrire une description complète,
parce que suivant que la plaie par arme à feu intéres-
serait tel segment, telle corne médullaire, tel cordon,
la symptomatologie varierait et son étude demande-
rait des développements qui dépassent de beaucoup le

cadre de ce travail. Nous avons tenu à en décrire les grandes lignes et donner une sorte de plan qui s'applique à toutes les plaies de la moelle.

———————

MARCHE - DURÉE - TERMINAISON

Lorsque la plaie médullaire n'est pas infectée, elle évolue régulièrement vers la guérison ou vers la mort, suivant la gravité de la lésion.

Dans le cas de section totale de la moelle, les symptômes de paralysie et d'anesthésie ne rétrocèdent pas ; les troubles trophiques s'accentuent de plus en plus ; les escarres s'agrandissent, envahissent peu à peu les plans profonds. Souillées par les matières fécales et les urines, et de plus impossibles à panser d'une manière efficace, ces vastes plaies s'infectent, suppurent. L'infection envahit la vessie, facilitée par la rétention d'urine, gagne les uretères et les reins, provoquant une pyélonéphrite (observ. inédite). La mort survient au bout de quelques mois (60 à 70 jours en général).

Dans le cas de lésion partielle, non destructive, l'intervention chirurgicale enlève toutes les causes de compression et aseptise la plaie. Petit à petit, la moelle se régénère, la paralysie disparaît ; la sensibilité revient en certains points, puis gagne toute l'étendue des membres anesthésiés. Cette évolution est très lente;

elle demande en général deux ou trois mois. Le malade
peut alors commencer à se lever, peu à peu la marche devient plus facile ; mais l'état normal ne revient
qu'après plusieurs mois.

Les lésions partielles destructives évoluent comme
les lésions totales et finissent par emporter le blessé.

DIAGNOSTIC

En présence d'un blessé qu'un projectile vient d'atteindre dans la région vertébrale, la question qui se pose tout de suite est de savoir si la plaie n'a intéressé que les téguments et les plans musculaires superficiels, en respectant le canal rachidien, ou bien si la plaie est pénétrante et intéresse le canal rachidien.

1° *Le diagnostic de l'existence d'une lésion médullaire* peut être facile si l'on constate une paraplégie immédiate, ou une fistule par laquelle s'écoule du liquide céphalo-rachidien. Mais, en général, il est difficile de se prononcer. Dans le cas de plaie pénétrante, le projectile peut avoir suivi un trajet sinueux que le moindre caillot sanguin obture, empêchant l'écoulement de liquide. Le meilleur moyen de faire le diagnostic est la ponction lombaire. Si l'on retire du liquide rosé, teinté de sang, le projectile a traversé le canal vertébral. Si le liquide céphalo-rachidien, au contraire, a gardé sa limpidité et sa transparence on peut dire que la plaie n'intéresse pas le contenu du canal rachidien.

Un autre élément important du diagnostic est donné

par la radiographie qui nous permet de constater la présence d'un projectile, soit dans le canal rachidien, soit en dehors d'une vertèbre.

Après s'être assuré que le canal vertébral a été traversé par le projectile, le chirurgien doit faire le diagnostic de la lésion. De cette étude dépendra la conduite à tenir.

Pour diagnostiquer une plaie de la moelle, on doit tout d'abord éliminer la commotion, la contusion et la compression médullaires.

La commotion peut être légère et se borner à quelques fourmillements dans les membres inférieurs. Parfois elle détermine une paraplégie immédiate, avec troubles sphinctériens accentués. Mais peu de temps après, la sensibilité reparaît, les fonctions rectale et vésicale se rétablissent et tous les phénomènes morbides disparaissent.

Dans la contusion médullaire, nous retrouvons à peu près les symptômes des plaies de la moelle. Toutefois ils sont moins nets au début et les accidents ultérieurs sont ceux des myélites aiguës.

Quant à la compression brusque de la moelle par un projectile, elle s'accompagne de symptômes qui ressemblent beaucoup à ceux des plaies contuses. Aussi le diagnostic différentiel est-il parfois très difficile. Il est vrai qu'il n'est pas nécessaire pour la conduite à tenir dans les différents cas.

Lorsque le chirurgien est certain qu'une balle a lésé la moelle épinière, il doit se demander ;

Est-ce une lésion totale ?

Est-ce une lésion partielle ?

Et dans le dernier cas de lésion partielle, faut-il opérer ou faut-il s'abstenir ?

Nous avons déjà vu au chapitre concernant l'anatomie pathologique des plaies médullaires, que la lésion totale est formée uniquement de lésions destructives, dont la régénération anatomique et fonctionnelle est impossible. Cliniquement, elle présentera tous les symptômes des lésions destructives : abolition des fonctions motrices et sensitives dépendant des fibres atteintes, perte absolue et très rapide de l'excitabilité musculaire au courant faradique et apparition rapide de la réaction de dégénérescence à l'examen électrique. Dans ce cas, la perte des fonctions médullaires est irréparable et le chirurgien s'abstiendra de toute intervention.

Les lésions partielles au contraire sont formées de lésions destructives et de lésions non destructives associées. Dans les cas où les lésions non destructives seront en grande majorité, les symptômes du début (abolition totale de la motricité et de la sensibilité) seront bien les mêmes. Mais, si l'examen électrique est pratiqué, il donne les résultats suivants : persistance de l'excitabilité musculaire au courant faradique ; absence de réaction de dégénérescence ; augmentation de l'excitabilité galvanique qui se traduit par de la contracture. Ces cas demandent une intervention chirurgicale rapide.

L'examen électrique, qui a été préconisé par Sencert au Congrès français de chirurgie de 1909, est donc le seul moyen de distinguer les cas opérables des cas non opérables.

2° Diagnostic du siège de la lésion médullaire. — Pour diagnostiquer le niveau de la lésion médullaire, le chirurgien dispose de la radiographie qui lui permet de préciser la situation exacte du projectile.

Mais nous avons déjà vu qu'une balle peut pénétrer à une certaine hauteur de l'axe spinal, et léser la moelle en un point distant de l'orifice d'entrée.

Connaissant les troubles fonctionnels provoqués par les lésions de chaque segment de moelle et connaissant en outre la topographie des segments médullaires par rapport aux diverses parties du canal osseux, le chirurgien peut facilement diagnostiquer le point exact où la moelle a été lésée. Il pourra alors pratiquer une laminectomie des vertèbres qui recouvrent le segment médullaire blessé.

TRAITEMENT

En 1878, dans leur *Manuel de Pathologie chirurgicale*, Jamain et Terrier écrivent : « Lors de plaie de la moelle par arme à feu, on peut enlever des esquilles mobiles sans toutefois trop y insister. » Ils conseillent les émissions sanguines locales, l'emploi de l'ergot de seigle et de la belladone « pour combattre la congestion et l'inflammation de la moelle » ; les cautères sur la colonne vertébrale si les fonctions viennent à se rétablir.

Aujourd'hui, le but du chirurgien est d'assurer la désinfection de la plaie pour prévenir les complications infectieuses et d'enlever les corps étrangers dont la présence peut transformer des lésions non destructives curables en lésions destructives, impossibles à régénérer. Cette question a fait l'objet d'un rapport de MM. Auvray (de Paris), et Sencert (de Nancy), au XXII° Congrès français de chirurgie d'octobre 1909.

A propos du traitement actuel des plaies de la moelle par armes à feu, nous avons à décrire la technique des opérations pratiquées et discuter les indications de l'intervention chirurgicale.

L'intervention est *primitive* ou *secondaire* suivant qu'elle est pratiquée aussitôt après l'accident ou quelques jours après.

L'intervention *primitive* a pour but : d'assurer l'asepsie de la plaie souvent souillée par les débris qu'entraîne le projectile, de faire l'hémostase et d'enlever, si on le peut, les esquilles osseuses et les corps étrangers ; son but est en somme de prévenir les complications infectieuses.

Lorsque, malgré cette première intervention, des accidents infectieux se produisent, favorisés par la présence du projectile qu'il a été impossible d'enlever au cours de l'opération primitive, on pratique une opération *secondaire*.

Nous laissons de côté les cas où le projectile n'a pas pénétré dans le canal rachidien et lésé la moelle et pour lesquels le traitement est celui de toutes les plaies : ablation des corps étrangers, désinfection de la plaie, drainage, pansement aseptique.

Les plaies intra-rachidiennes doivent être l'objet d'une intervention plus complète. Le chirurgien doit tenter d'enlever le corps étranger dont la radiographie lui précise la position. De plus, pour combattre l'écoulement de liquide céphalo-rachidien dans les cas de fistules, le vrai moyen est de suturer l'orifice méningé. On ne peut donc pas se contenter d'élargir la plaie et d'intervenir dans un champ opératoire insuffisant. Le procédé de choix est dans ces cas la *laminectomie* qui donne un large accès dans le canal vertébral et

permet au chirurgien de débarrasser la moelle de tout
ce qui la souille et la comprime, sans risquer de produire, par une intervention aveugle, des lésions médullaires plus graves que celles qui demandent son intervention.

Deux grandes méthodes d'ouverture du canal rachidien, sont employées par les chirurgiens :

La laminectomie définitive ou ablation définitive des
arcs vertébraux ;

La laminectomie temporaire ou réunion des arcs
vertébraux et des lames en un volet que l'on remet en
place à la fin de l'opération.

Laminectomie définitive. — D'après le procédé
d'Ollier, on fait une laminectomie sous-périostée pour
permettre au canal rachidien de se reconstituer. La
technique opératoire est la suivante :

On couche le blessé sur le ventre soutenu par des
coussins, ou dans le décubitus latéro-ventral. On fait
la désinfection du champ opératoire d'après les procédés habituels : lavage à l'eau chaude et au savon,
suivi d'un second lavage au permanganate que l'on
décolore par le bisulfite de soude ou l'eau oxygénée ;
au moment de l'opération, lavage à l'alcool et à l'éther,
ou simple badigeonnage à la teinture d'iode. On pratique l'anesthésie générale au chloroforme en se servant de l'appareil de Roth-Draeger qui permet de do-
ser le chloroforme absorbé de manière à éviter les vo-
missements au cours de l'opération et permet en outre

de substituer une inhalation d'oxygène pur dans les cas de syncope.

Le chirurgien fait une incision cutanée beaucoup plus longue que l'étendue de portion osseuse à réséquer. L'incision est médiane ou para-épineuse, rectiligne ou courbe, en forme d'U, d'H, au gré de l'opérateur. Le bistouri arrive sur les plans musculo-aponévrotiques. A l'aide de la rugine on décolle les aponévroses au niveau de leurs insertions sur les apophyses épineuses. Le décollement doit être poursuivi jusqu'aux apophyses transverses ; il doit de plus intéresser le périoste qui reste adhérent au lambeau musculaire récliné fortement en dehors. Pendant ce deuxième temps de l'opération, une hémorragie abondante se produit ; on la traite par un tamponnement avec de la gaze stérilisée.

On arrive ainsi sur les lames vertébrales dénudées. Leur section doit être faite perpendiculairement à leur surface de manière à tomber exactement dans le canal rachidien. On peut la pratiquer avec le ciseau à résection et le maillet ; ou bien trépaner la lame vertébrale et agrandir l'ouverture à l'aide d'une pince coupante, ou de la gouge et du maillet (Horsley). On peut encore sectionner les apophyses épineuses à leur base, introduire la branche mousse d'une cisaille coudée sous la lame que l'on sectionne latéralement. On peut enfin se servir de scies appropriées : scie de Hey, scie de Doyen, etc.

Une fois les lames sectionnées, on sectionne les liga-

ments interlaminaires, supra et interépineux. On enlève ensuite le lambeau osseux avec une pince à sé-
questre, saisissant les apophyses épineuses.

Chipault a préconisé le procédé suivant : On sectionne les apophyses épineuses, le ligament jaune à
la partie inférieure d'une lame et l'on introduit par
cette ouverture la branche d'une cisaille coudée avec
laquelle les lames sont facilement sectionnées. Après
avoir enlevé le lambeau médian, on régularise les parois osseuses de l'ouverture avec la pince-gouge à
mors plats.

L'hémorragie, consécutive à la section osseuse, est ar-
rêtée par un tamponnement.

Laminectomie temporaire. — Cette opération a pour
but d'assurer une plus grande solidité du rachis et une
protection plus efficace de la moelle. Plusieurs procédés ont été décrits pour la pratiquer.

Bickam excise l'apophyse épineuse située immédiatement au-dessus du lambeau qu'il veut obtenir,
fait une incision en U à base inférieure, sectionne les
lames avec la scie de Doyen et rabat le lambeau ob-
tenu, les ligaments interlaminaires situés à la partie
supérieure, servant de charnière.

Cavicchia incise les muscles de la gouttière vertébrale de manière à laisser les fibres musculaires adhé-
rentes aux apophyses épineuses. Il sectionne ces dernière à leur base, obtient ainsi une chaîne osseuse
maintenue par les ligaments interépineux intacts, Il
la récline en dehors et procède à l'ouverture du canal

rachidien comme pour une laminectomie définitive. Alessandri a modifié ce procédé en faisant cette incision d'un seul côté ; il obtient ainsi une chaîne osseuse identique à la précédente et comprenant en plus toute la masse musculaire du côté opposé.

Une fois le canal rachidien ouvert, le chirurgien doit pratiquer la désinfection de la plaie et enlever les corps étrangers.

Dans les cas de lésions extradurales, l'intervention primitive doit enlever les caillots sanguins qui compriment le contenu du canal vertébral, lier les vaisseaux sectionnés, enlever les esquilles osseuses et le projectile si c'est possible. L'intervention secondaire doit traiter soit une hyperostose développée ultérieurement, soit un foyer d'ostéite suppurée.

Si la dure-mère est lésée il faut craindre l'infection et se contenter de laver la plaie et de drainer.

Pour traiter la moelle blessée, on incise la dure-mère sur la ligne médiane, on écarte les deux lèvres de l'incision et on examine soigneusement la moelle. Les caillots, les corps étrangers sont enlevés, on désinfecte la cavité méningée et on suture les éléments nerveux sectionnés. Cette dernière partie de l'opération est des plus difficiles et ne peut pas donner de résultats appréciables à cause de la non régénération de la moelle sectionnée.

Pour faire l'extraction du projectile, il faut d'abord l'avoir bien localisé à l'aide de la radiographie. Elle peut être rendue très difficile, si la balle est encastrée dans un corps vertébral, ou cachée dans la substance nerveuse. Si on peut la découvrir, il faut l'enlever bien soigneusement à l'aide d'une pince, de manière à ne pas dilacérer la moelle.

Une fois ces diverses opérations pratiquées, on referme le canal rachidien. Après une laminectomie définitive on rapproche les plans musculaires réclinés et on les suture plan par plan, de manière à laisser les couches inférieures de périoste bien en contact.

Après la laminectomie temporaire, on ramène le lambeau (procédé de Bickam) ou la chaîne osseuse (procédé de Caviechia) que l'on suture aux plans musculaires écartés.

Dans les cas de plaies par armes à feu, l'infection secondaire est toujours possible. Il est bon de drainer en introduisant dans le canal vertébral, en dehors de la dure-mère, un drain que l'on laisse en place pendant 24 ou 48 heures.

Après l'opération, le blessé doit être immobilisé dans un bandage serré ; il sera couché sur le dos, la tête un peu basse.

Il peut être parfois nécessaire d'aborder la colonne vertébrale sur une de ses faces antéro-latérales. Dans la région cervicale, on peut utiliser la voie buccale, tout à fait exceptionnelle, ou la voie latérale du cou qui peut être pré-sterno-mastoïdienne ou rétro-sterno-mastoïdienne. Ces procédés sont employés pour extraire un projectile logé dans la partie antérieure du corps vertébral.

Au niveau du thorax Gross et Sencert (de Nancy), utilisèrent la voie du médiastin pour un cas qui est rapporté dans la thèse de Catrin de 1907, que nous publions plus loin.

Après avoir décrit les divers procédés opératoires, il nous reste à dire un mot de la question de l'intervention chirurgicale, dans le cas de plaie de la moelle par arme à feu.

Supposons fait le diagnostic de lésion médullaire.

En présence de paralysie incomplète, de perception en certains points de la sensibilité, le diagnostic de lésion partielle de la moelle peut être fait d'une façon certaine. Dans ce cas, il faut toujours intervenir primitivement, pour désinfecter la plaie, enlever les corps étrangers et mettre la moelle dans les conditions les plus favorables à sa réparation.

Si le diagnostic de lésion partielle est douteux, l'examen électro-musculaire nous permettra de distinguer les cas opérables des cas non opérables, comme nous l'avons indiqué au chapitre précédent.

Dans les cas où l'intervention est retardée, nous ferons une radiographie de manière à préciser la situation du projectile qu'une laminectomie secondaire nous permettra d'atteindre et d'enlever.

Dans les cas de lésion totale, Sencert conseille l'abstention. Auvray et d'autres chirurgiens conseillent, au contraire, d'intervenir toujours pour éviter l'infection méningée et lever toutes les causes de compression ultérieure. Nous nous rangerons, avec Sencert, dans le cas où le diagnostic de lésion totale sera fait d'une façon certaine et nous nous abstiendrons de toute intervention puisque la moelle sectionnée est incapable de régénération fonctionnelle efficace.

Enfin, dans les cas assez nombreux où le diagnostic est douteux, où nous ne pourrons affirmer d'une façon certaine la lésion totale de la moelle, nous n'attendrons pas, comme le conseille Sencert, l'apparition des symptômes traduisant l'infection méningée ; nous ferons une laminectomie primitive et nous débarrasserons la moelle de tout ce qui peut la souiller et la comprimer.

Examinons les résultats obtenus par l'intervention chirurgicale. Comme résultats immédiats, dans une statistique établie en 1898 par Prewitt, nous trouvons une mortalité de 61 pour 100 dans les cas opérés et de 71 pour 100 dans les cas non opérés.

Une statistique plus récente de Haynes et Morehead, de 1908, nous montre une mortalité de 42,5 pour 100 à la suite de l'opération et de 69 pour 100 dans les cas abandonnés à eux-mêmes.

Quant aux résultats éloignés, ils dépendent de la gravité de la lésion médullaire.

Donc, si le chirurgien est impuissant dans les cas de lésion totale de la moelle, son rôle est très important dans les plaies accompagnées de lésions susceptibles de se régénérer. On a le droit d'espérer que la

chirurgie de l'axe nerveux cérébro-spinal deviendra
de jour en jour plus précise et donnera des résultats
inespérés dans les cas pour lesquels le pronostic semble encore fatal.

OBSERVATIONS

OBSERVATION PREMIÈRE
(Inédite.)

Due à l'obligeance de M. le professeur agrégé DAMBRIN.

La nommée Françoise B..., femme L..., âgée de 31
ans, est blessée le 13 septembre 1912, par une balle
de revolver, vers trois heures de l'après-midi. Elle est
amenée dans la soirée salle Saint-Vincent, dans le service de M. le professeur Jeannel, suppléé par M. le
professeur agrégé Dambrin.

Au moment de son entrée, la malade présente une
tendance à la syncope ; le pouls est petit, rapide, filiforme ; les extrémités sont froides. On réchauffe la
blessée ; on lui fait une injection de sérum caféiné et
une injection d'éther. Puis on l'examine.

L'orifice d'entrée de la balle se trouve dans la paroi postérieure du creux de l'aisselle gauche, au niveau du cinquième espace intercostal. Pas d'orifice de
sortie.

La percussion de la cage thoracique décèle une bande de matité de trois à quatre centimètres de hau-

teur, au niveau de l'épine de l'omoplate. L'auscultation ne montre rien d'anormal.

À l'examen, on constate l'abolition complète de la
sensibilité et de la mobilité, dans toute la partie inférieure du corps, à partir de la ligne bi-mamelon-
naire. La vessie est paralysée (rétention d'urine).

Les réflexes tendineux sont abolis ; mais il persiste les réactions de défense, c'est-à-dire que lorsqu'on chatouille la plante du pied, le membre inférieur se rétracte en flexion légère.

M. le docteur Clermont, chef de clinique, pratique
une ponction lombaire qui donne du liquide céphalo-
rachidien de coloration normale.

La radiographie faite le 14 septembre, sur la demande de M. le professeur Dambrin, montre la balle
logée dans le canal rachidien ou dans le corps vertébral, à la hauteur de la cinquième vertèbre dorsale.
Aussi, n'hésite-t-on pas à faire sur-le-champ une lami
nectomie.

Intervention. — Faite le 14 septembre, à onze heures du matin.

Opérateur. — M. le professeur agrégé Dambrin.

Aide. — M. Clermont, chef de clinique.

La malade est anesthésiée au chloroforme, avec l'appareil de Roth-Draeger. Elle est placée dans le décubitus latéro-ventral droit.

On fait une incision médiane, sur le sommet des
apophyses épineuses, longue de 18 centimètres environ.

M. Dambrin pratique une laminectomie définitive portant sur les sixième, cinquième et quatrième vertèbres dorsales. Cette laminectomie comprend les temps classiques suivants ;

1° Incision des muscles et des aponévroses au point où ils s'insèrent sur les apophyses épineuses et décollement de ces masses musculaires, de manière à bien découvrir la face postérieure des lames vertébrales.

2° Résection des apophyses épineuses de la sixième, cinquième et quatrième vertèbres dorsales, à l'aide de la pince-gouge ;

3° Section bilatérale des lames correspondantes, à l'aide de la cisaille, et extirpation successive de chacune de ces lames après section des ligaments interlaminaires.

Le canal rachidien étant ainsi largement ouvert, on aperçoit des caillots de sang qui recouvrent la face postérieure du fourreau dure-mérien. Ces caillots sont mélangés à du sang liquide, de couleur noirâtre. Avec des compresses aseptiques, les caillots et le sang sont enlevés et on finit par apercevoir maintenant le fourreau dure-mérien. Il ne s'écoule pas de liquide céphalo-rachidien, ce qui indique que les méninges sont intactes. On recherche alors soigneusement la balle, que la radiographie avait repérée au niveau de la cinquième vertèbre dorsale, successivement sur chacune des faces latérales du canal, puis sur sa face antérieure, en avant du fourreau dure-mérien, à l'aide d'un stylet recourbé et mousse à son extrémité. On finit par sentir le corps étranger exactement sur la ligne médiane antérieure faisant saillie dans le canal, mais restant fixé dans le corps vertébral.

L'extraction fut assez difficile, car il était malaisé de récliner sur un côté les méninges et leur contenu médullaire et on avait peu de place pour passer entre deux racines rachidiennes. Enfin, une pince de Kocher insinuée sous la face antéro-latérale droite de la dure-mère, finit par saisir et extraire la balle dont l'extrémité faisait saillie dans le canal. Il fut impossible d'inspecter la face antérieure de la dure-mère.

Après avoir extirpé la balle, M. le professeur Dambrin croit inutile d'inciser les méninges pour vérifier l'état de la moelle, en raison de l'intégrité apparente de la dure-mère et de l'absence de sang dans le liquide céphalo-rachidien. On supposait que la moelle était intacte.

Hémostase soignée, puis suture des plans musculo-aponévrotiques avec des catguts séparés. Suture des téguments à l'aide de crins de Florence après avoir laissé un drain dans l'angle inférieur de la plaie. Pansement aseptique maintenu par un bandage de corps.

Le drain est laissé pendant 48 heures. Écoulement séreux insignifiant. Le pansement est refait tous les jours ; pas de suppuration. Les crins sont enlevés le septième jour ; réunion de la plaie.

A ce moment-là, on ne constate aucun phénomène pulmonaire, aucune réaction pleurale. Mais il n'y a aucune amélioration du côté de la sensibilité ou de la motricité. Rétention des urines et des matières fécales.

Le 22 septembre, on aperçoit un début de troubles trophiques à l'extrémité des gros orteils, aux talons, aux jambes et aux fesses. Ces troubles trophiques continuent à s'aggraver par la suite, donnant des escarres. Tous les soirs, on note une température supérieure à 39° avec rémission à 38 ou 37°5 le matin.

A partir des premiers jours de novembre, il y a incontinence des matières fécales. L'escarre sacrée a gagné les hanches droite et gauche. Le 27 novembre, la malade présente de l'incontinence d'urine. Les os du bassin sont à nu (sacrum, os iliaques et trochanters).

Pour compléter le tableau clinique, il faut ajouter que l'état général est lamentable. La malade respire mal, a des crises de dyspnée. L'alimentation est difficile. Les douleurs sont extrêmement vives et arrachent des cris à la malade, empêchant le sommeil. Les escarres énormes sont très difficiles à panser et ces vastes plaies sphacélées répandent une odeur infecte, cadavérique, qui exige l'isolement de la blessée dans une chambre contiguë à la salle. Pour combattre les phénomènes douloureux on a recours à la morphine en injections.

Cette malheureuse s'affaiblit de plus en plus et finit par tomber dans le marasme. Elle meurt le 5 décembre 1913, deux mois et vingt jours après le coup de feu.

Autopsie. — Faite en présence de M. Guilhem, médecin légiste.

Le compte rendu nous a été obligeamment fourni par M. le professeur R. Cestan.

Vastes escarres, très profondes de la région sacrée, ayant dénudé le sacrum, les régions trochantériennes, les talons.

Atrophie et dégénérescence graisseuse des muscles des membres inférieurs. Pyélonéphrite.

La moelle, fixée au préalable sur le cadavre par une injection formolée intracrânienne est enlevée facilement, sans pachyméningite, sans adhérences à la colonne osseuse. On incise facilement la dure-mère pour mettre à nu la moelle, car il n'existe pas de pachyméningite interne.

La moelle se montre aussitôt, écrasée, aplatie vers le cinquième segment dorsal. Il n'y a pas de solution de continuité, mais un écrasement sans lésion macroscopique de la pie-mère, absolument comme si l'on avait serré la moelle entre le pouce et l'index ; cette lésion mesure environ un centimètre et quart de longueur. Sur une coupe, le diamètre antéro-postérieur de cette portion écrasée de la moelle est d'environ deux millimètres. La substance médullaire est molle, diffluente, sans différenciation en substance grise ou substance blanche. Au-dessus de la lésion, on voit manifestement dans la région cervicale une dégénérescence complète des deux cordons de Goll. Au-dessous, on aperçoit de même la dégénérescence des deux voies

pyramidales. L'écrasement de la moelle a au surplus
déterminé une lésion intéressante de la corne postérieure droite : sur une étendue de cinq centimètres au-
dessous de la lésion, on aperçoit un état lacunaire de la
base de la corne postérieure dû au refoulement et à la
désintégration de la substance grise de cette corne,
provoqué par l'écrasement brusque et violent de la
moelle.

On peut considérer que cet écrasement a complètement désorganisé le cinquième segment dorsal et équi-
vaut par suite à une section transverse totale.

OBSERVATION II

De M. le professeur QUÉNU, publiée dans la thèse de Bouvier
(Paris, 1910).

La blessée entre à l'hôpital, à une heure de l'après-
midi, le 17 mai 1910, pour plaie par balle de revolver.
Elle était assise quand son mari tira sur elle, presque à
bout portant. Immédiatement, elle eut la sensation
que ses jambes se dérobaient sous elle et se vit dans
l'impossibilité de marcher et de se mouvoir.

A l'examen, on trouve la porte d'entrée du projectile
au niveau de l'épaule gauche, environ à cinq centimètres au-dessous de l'acromion et un peu en avant.
C'est une petite plaie à bords irréguliers et contus,
fortement ecchymosés. Il n'y a pas de porte de sortie,
mais on trouve en arrière de l'épaule droite, en regard

de l'épine de l'omoplate, une petite saillie produite par le projectile. Une traînée ecchymotique croise en écharpe l'épaule gauche.

La balle est extraite immédiatement (balle blindée).

Le 17 au soir, la température est à 37°, le pouls à 80.

Le 18 au matin, le thermomètre marque 39°9 ; pouls à 120. La blessée est prostrée et se plaint de ne plus sentir ses jambes.

La motilité des membres inférieurs est complètement abolie. Les mouvements des membres supérieurs sont conservés mais affaiblis.

Les réflexes rotuliens sont abolis. Le Babinsky est esquissé en flexion légère.

La sensibilité semble abolie au-dessous d'une ligne étendue entre les aisselles et passant par la première pièce sternale. La sensibilité des membres supérieurs est conservée ; cependant elle est diminuée sur la face interne des membres. Rétention d'urine nécessitant des cathétérismes répétés.

Le 18 au soir, la température est à 41° ; le pouls bat à 140. On note de la torpeur, de l'accélération du rythme respiratoire. (40 respirations par minute.)

Le 19 au matin, le pouls est resté à 140 ; la température atteint 41°6. La blessée pousse des plaintes incessantes. Elle meurt le même jour à 11 h. 20 du matin. La température prise aussitôt après la mort donne 42°8.

Autopsie, le 20 mai 1910 par M. Saquet, médecin-légiste.

Les lésions viscérales n'offrent rien d'intéressant.

La balle a pénétré au niveau du moignon de l'épaule gauche, passé derrière l'omoplate gauche, traversé le canal rachidien entre la sixième et la septième côte, au niveau des lames un peu fracturées à ce niveau ; la bourre est logée dans le canal rachidien.

La moelle est en bouillie à ce niveau, surtout au niveau de la moitié antérieure.

La balle ressort du rachis entre deux lames sans les briser. De là, elle frôle le dôme pleural droit, déchirant un peu la plèvre droite et fait un trajet de deux centimètres à deux centimètres et demi dans la cavité thoracique, respectant les vaisseaux et les nerfs.

Hématome sous-pleural, mais pas d'hémothorax appréciable.

La balle est sortie au niveau de l'aisselle droite.

En résumé, balle entrant par une épaule, ressortant par l'autre, sectionnant la moelle sans fracture du rachis, sans autre lésion vasculaire, nerveuse ou viscérale.

OBSERVATION III

De M. le docteur DRAPIER, de Rethel (thèse de Bouvier, Paris, 1910).

L...., 28 ans, berger, est amené le samedi 21 mai, à midi, à l'hôpital de Rethel, pour plaie par coup de feu dans la région de la nuque.

Il a reçu dans la nuit du 20 au 21, vers onze heures,

une balle de revolver qui a pénétré dans la nuque. A la suite du coup de feu, le malade est tombé comme une masse. M. le docteur Caillet, de Tagnon, appelé à lui donner ses soins, a constaté une paralysie et une anesthésie complètes des membres et du tronc. Amené à l'hôpital de Rethel, dans le service de M. le docteur Drapier, le malade présente une paralysie complète de tous les muscles du corps situés en dessous de la ligne des épaules ; les réflexes sont abolis. Pour toutes les régions paralysées, le malade est insensible au toucher, au pincement, à la piqûre et à la chaleur. L'anesthésie est donc complète. La percussion de la vessie indique une rétention urinaire et un sondage évacue un litre et demi d'urine.

Par contre, tous les muscles de la face, de la langue et de l'œil ont conservé leur intégrité fonctionnelle. Les fonctions respiratoires sont sauves, les inspirations et les expirations sont normales comme rythme et nombre. Le pouls est également normal. Il n'existe pas de troubles cérébraux, pas d'inégalité pupillaire. Le malade ne souffre pas et répond avec aisance aux questions qui lui sont posées.

Le diagnostic qui s'impose est celui de plaie ou compression de la moelle par le projectile ou par un fragment osseux.

Intervention décidée.

L'incision est pratiquée sur la ligne médiane depuis l'apophyse épineuse de la troisième vertèbre cervicale jusqu'à la septième, une sonde introduite dans le trajet de la balle indiquant le trajet à suivre. Les muscles de la nuque sont désinsérés de leurs attaches épineuses et fortement réclinés, on arrive sur la ligne des apophyses épineuses. La balle ayant atteint la colonne osseuse sur sa face latérale droite et, en présence de la forte musculature du sujet qui ne permettrait pas d'aborder de face l'orifice probable de la balle dans la vertèbre, une incision transversale est pratiquée à ce niveau.

Aussitôt, cet orifice apparaît très net, sans esquille, suffisamment large pour permettre l'introduction du petit doigt. L'exploration du canal osseux permet de constater une section complète de la moelle avec perte considérable de substance médullaire. La balle n'est pas perceptible.

En présence de cette constatation, toute autre intervention est jugée inutile et le malade est transporté dans son lit.

Le réveil est paisible, sans souffrance et cet état persiste jusqu'à une heure du matin, heure à laquelle la respiration devient pénible. Le malade se plaint d'oppression et meurt à deux heures du matin dans des phénomènes d'asphyxie, sans avoir perdu sa lucidité d'esprit.

Le malade avait survécu 27 heures à son accident.

L'autopsie, pratiquée le jour même de la mort, a décelé une fracture de la lame droite de la cinquième vertèbre cervicale. La balle du calibre de 9 millimètres, après avoir perforé la lame vertébrale, avait sec-

tionné la moelle épinière dans toute son épaisseur et
fut trouvée dans le canal, un peu en dessous de son
orifice vertébral. Les deux extrémités de la moelle
étaient séparées par un espace de deux centimètres environ. Les enveloppes étaient sectionnées en arrière
et sur le côté et il ne restait à l'avant qu'une étroite
languette de méninges rachidiennes.

OBSERVATION IV
Publiée par EISENGRABER (Berlin, 1912).

Un jeune homme de 16 ans reçoit un projectile dans
le dos, au niveau de la première lombaire. On trouve
à l'examen la jambe gauche paralysée et insensible,
tandis que le membre droit est le siège de douleurs et
de contractures. L'on intervient. Après résection de
trois arcs avec leurs apophyses épineuses, on voit un
orifice de la dure-mère d'où un fragment de vêtement
est extrait. Une sonde introduite arrive par l'orifice
jusqu'à la colonne vertébrale sans rencontrer le projectile ; et on se contente de refermer. Le lendemain,
les deux membres inférieurs sont paralysés. Au bout
de six semaines pourtant, les mouvements étaient revenus et trois mois après, le malade reprenait son
travail. Il ne subsiste que de l'insensibilité au niveau
du gros orteil droit et le réflexe patellaire manque de
ce côté.

La radiographie a montré que la balle était dans la
vertèbre où elle n'a produit aucun trouble.

OBSERVATION V

Publiée par Coley (New-York, 1912).

Une jeune fille de 14 ans reçoit, le 18 juillet 1911, une balle dans la région dorsale supérieure. Le coup a été tiré par derrière avec un fusil du calibre de 22, à une distance d'environ 10 mètres. La balle a pénétré exactement entre l'apophyse épineuse des première et seconde vertèbres dorsales.

Paralysie immédiate des extrémités inférieures, incomplète des extrémités supérieures, ainsi que des sphincters de la vessie et du rectum. Vives douleurs. Une radiographie est faite dès le lendemain et montre la balle rompue en deux fragments et siégeant vraisemblablement dans le canal rachidien. Coley décide d'intervenir et opère le 22 juillet, soit quatre jours après l'accident.

A ce moment, la mobilité des bras est normale, mais les mouvements du bras droit sont fort douloureux. Les sphincters restent paralysés. Paralysie complète des deux jambes. Signe de Babinsky positif du côté gauche, douteux du côté droit. Zone d'hyperesthésie en ceinture à la hauteur des mamelons. Au dessous, zone d'anesthésie ; celle-ci, du côté droit, s'étend à presque tout le corps quoique, en vérité, la forte pression soit perçue d'une façon douloureuse. Au niveau de la moitié gauche du tronc, hyperesthésie, hypoalgésie et thermo-hyperesthésie.

Coley fait une incision longitudinale de huit centimètres de long, dont le milieu siège au niveau de
l'apophyse épineuse de la deuxième vertèbre dorsale.
Ablation des apophyses épineuses des première et seconde vertèbres dorsales et laminectomie sur une étendue de cinq centimètres. La dure-mère est mise à nu
et on se rend compte qu'elle a été perforée par la balle.
L'orifice d'entrée est agrandi au moyen d'une incision
verticale : écoulement d'une quantité considérable de
liquide céphalo-rachidien. En suivant le trajet de la
balle dans l'épaisseur de la moelle épinière elle-même,
on retrouve les deux fragments qu'indiquait la radiographie : ils sont situés à environ un centimètre de
profondeur. On les extrait. On ne fait pas de suture à
la dure-mère et on laisse un drain-cigarette au contact. Suture cutanée.

L'écoulement du liquide céphalo-rachidien fut abon-
dant les jours suivants et se tarit après dix jours. Pas
de suppuration. Au bout de trois jours, la motilité
commença à s'améliorer. Les progrès furent conti-
nuels : au bout de deux mois, la malade pouvait re-
muer les jambes, et en décembre 1911, soit cinq mois
après l'accident, la *restauratio ad integrum* était presque complète. Un an après l'opération on pouvait considérer la guérison comme absolue.

OBSERVATION VI

Publiée par MM. Ducuing et Rigaud (Séance du 29 mars 1911, de la Société anatomo-clinique de Toulouse).

Le 17 novembre 1910, entrait d'urgence, salle Sainte-Marthe, pour tentative de suicide par balle de revolver (6 millim.), la nommée A... M..., âgée de 19 ans.

La tentative de suicide eut lieu vers quatre heures de l'après-midi. Elle ne fut suivie ni d'hématémèse, ni d'hémoptysie, ni de rejet de sang par les selles. L'incontinence des matières fécales, l'impossibilité d'uriner et de mouvoir complètement les membres inférieurs furent immédiats.

Nous avons examiné la malade à cinq heures. Pas de shok. Pouls : 160, irrégulier, filant. Respiration gênée, visage pâle, regard anxieux mais réponses exactes aux questions posées.

L'orifice d'entrée de la balle siège au niveau du quatrième espace intercostal droit, à 2 centimètres en dehors du bord droit du sternum. Etant donné le siège de cet orifice nous avons examiné d'abord l'état des organes thoraciques.

Le résultat de cet examen fut négatif en ce qui concerne le cœur, le péricarde et le poumon gauche.

A la percussion du poumon droit, zone de matité remontant au niveau de l'épine de l'omoplate, abolition des vibrations vocales à ce niveau. A l'auscultation, abolition du murmure vésiculaire au niveau de la zone mate, râles sous-crépitants en avant.

La région abdominale présente à l'inspection une rétraction très visible. La défense contre toute tentative d'exploration est très énergique, le moindre frôlement est excessivement douloureux. Toutefois, un point de douleur maximum siège dans l'hypochondre à deux travers de doigt du rebord des fausses côtes. La douleur est d'ailleurs spontanée en ce point et la malade y porte constamment la main en un geste de protection. La percussion, rendue très difficile par l'ensemble des phénomènes précédents, semble indiquer au niveau du flanc droit, dans sa partie la plus déclive, une légère zone de matité. Pas de sonorité pré-hépatique. Pas d'indication utile par les touchers rectal et vaginal.

L'ensemble des troubles nerveux paraît localisé au niveau de la moitié inférieure du corps.

TROUBLES MOTEURS. — Paralysie complète du membre inférieur droit.

Conservation de quelques mouvements au niveau du membre inférieur gauche.

Flexion légère de la cuisse sur le bassin, de la jambe sur la cuisse et flexion du pied sur la jambe.

Pas de troubles moteurs au niveau du tronc et des membres supérieurs.

TROUBLES SPHINCTÉRIENS. — Incontinence des matières fécales.

Rétention d'urines.

TROUBLES SENSITIFS. — 1° *Subjectifs*. — Sensation continuelle de brûlures s'irradiant sur toute la hauteur du membre inférieur droit.

2° *Objectifs*. — A. Sensibilité tactile. — Conservée sur toute la hauteur du membre inférieur droit et de la fesse droite. Abolie sur toute la hauteur du membre inférieur gauche et de la fesse gauche, ainsi qu'au niveau de l'abdomen jusqu'à la hauteur d'une ligne horizontale passant par l'ombilic.

Normale au niveau des deux régions trochantériennes.

Abolie sur la portion gauche du périnée.

Normale sur la portion droite de la même région.

B. Sensibilité à la douleur. — Hyperesthésie sur toute la hauteur du membre inférieur droit, s'étendant en avant jusqu'au pli de flexion de la cuisse, en arrière jusqu'au pli fessier.

Hyperesthésie au niveau de la fesse droite jusqu'au niveau d'une ligne horizontale passant à deux travers de doigt au-dessus de la crête iliaque.

Anesthésie absolue sur toute la hauteur du membre inférieur gauche.

Anesthésie de la fesse gauche.

Anesthésie de la moitié gauche du périnée, hyperesthésie de la moitié droite.

Sensibilité normale au niveau des deux régions trochantériennes.

Anesthésie de la région abdominale jusqu'au niveau d'une ligne horizontale passant par l'ombilic.

C. Sensibilité thermique. — Du côté droit, exagération de la sensibilité au froid et au chaud. Pas de dissociation.

Du côté gauche, anesthésie au froid et au chaud.

TROUBLES RÉFLEXES. — A. Cutanés. — Du côté droit, exagération des réflexes cutanés, sauf le réflexe abdominal qui est aboli.

Du côté gauche, conservation de ces réflexes, sauf le réflexe abdominal qui est également aboli.

B. Tendineux. — Abolis du côté droit.

Sensiblement diminués du côté gauche.

A 8 h. 30 du soir : pouls : 140, plus régulier ; contracture abdominale moins violente. Pensant à la possibilité d'une péritonite par perforation intestinale, M. Chamayou pratique une laparotomie sus-ombilicale médiane. Pas d'épanchement d'aucune sorte, pas de lésions viscérales. Suture de la plaie. 500 grammes de sérum caféiné.

19 novembre. — Pas de modification de l'état général. Disparition de la contracture abdominale. Pas de modification des symptômes pulmonaires.

TROUBLES NERVEUX. — Pas de modification du côté droit. Du côté gauche, abolition de toute motilité et de tout réflexe tendineux. Le réflexe cutané plantaire persiste seul. Apparition d'une grosse phlyctène au niveau du bord externe du pied. Rétention complète des urines. Incontinence des matières fécales.

19-20 novembre. — Amélioration progressive de

l'état général. Mais les urines deviennent troubles et
sanglantes.

21 novembre. — *Idem*. Apparition de légères escarres au niveau des deux fesses.

23 novembre. — État général très amélioré. Toujours même symptomatologie pulmonaire et abdominale. Les symptômes nerveux moteurs et réflexes
n'ont pas varié. Il n'en est pas de même des symptômes sensitifs. Les sensations de contact ont réapparu
au niveau de l'abdomen et de la cuisse et de la fesse
droites ; les sensations douloureuses ne sont toutefois
pas perçues au niveau de ces zones. L'hyperesthésie a
nettement diminué au niveau des zones homologues
du côté gauche. Une radiographie de la région a montré le projectile occupant le cartilage intervertébral
séparant la dixième de la onzième vertèbres dorsales.
L'état de la malade n'a pas permis de faire une radiographie situant exactement la balle.

24 novembre. — État général moins bon que la
veille. La malade commence à ressentir l'effet de la
double intoxication provenant de l'infection urinaire
et des escarres fessières qui gagnent en nombre et en
étendue. Pas de modification des symptômes pulmonaires. Plaie abdominale entièrement cicatrisée. Les
sensations de contact sont perçues au niveau du membre droit et au niveau de la cuisse gauche. L'hyperesthésie très diminuée au niveau de la cuisse gauche
est surtout très vive au niveau de la jambe et surtout
du pied gauche.

26 novembre. — État stationnaire. La recherche des réactions électriques montre :

Du côté gauche : A l'excitation faradique, l'abolition de toute contraction musculaire ; — à l'excitation galvanique : contractions rapides et courtes ne se produisent qu'au passage d'un courant de 20 milliampères.

Du côté droit : A l'excitation faradique l'abolition complète de toute réaction musculaire ; — à l'excitation galvanique : contractions lentes et espacées au passage d'un courant de 20 milliampères.

Pas de réaction de dégénérescence d'aucun côté.

29 novembre. — État général mauvais. Amaigrissement marqué. Polyurie. Urines très troubles. Escarres fessières étendues.

Pas de modification des autres symptômes.

Radiographie stéréoscopique : le projectile paraît siéger dans le canal rachidien, au niveau du cartilage intervertébral séparant la dixième de la onzième dorsales. On ne peut préciser, faute de repères suffisants, ses rapports exacts avec la moelle.

30 novembre. — Laminectomie au niveau des dixième et onzième dorsales. Pas d'épanchement sanguin autour de la dure-mère qui paraît intacte. Exploration de l'espace péri-dure-mérien avec la sonde cannelée. Apparition d'une abondante hémorragie nécessitant un tamponnement assez prolongé. Introduction dans l'espace péri-dure-mérien en avant, d'un long crochet mousse donnant la sensation d'un corps dur,

résistant et mobile. M. Chamayou essaie de le saisir, mais il se dérobe.

A ce moment, respiration lente et superficielle, pouls incomptable.

Mort malgré une demi-heure de respiration artificielle.

Autopsie. — Après section des plans superficiels et des lames vertébrales, depuis la septième dorsale jusqu'au sacrum. La balle a été trouvée dans l'espace péri-dure-mérien en arrière de la moelle, au niveau de la douzième dorsale.

L'espace épidural contenait une assez grande quantité de sang ; mais il est impossible de dire s'il provient de l'intervention ou s'il était plus anciennement épanché.

Les racines rachidiennes et la face postérieure de la dure-mère ne présentent pas de lésions. Les racines sectionnées et le sac dure-mérien enlevé, sa face antérieure apparaît également indemne de lésions.

L'exploration de la face postérieure des corps vertébraux montre, au niveau du bord droit et à la partie inférieure du corps de la dixième dorsale, un orifice régulier, circulaire par lequel une sonde introduite pénètre dans le médiastin.

Nous pratiquons alors l'autopsie de la cavité thoracique.

Incision sternale médiane. La peau réclinée, on voit une cicatrice fibreuse au niveau du quatrième espace intercostal droit. Le plastron sterno-costal enlevé :

adhérences entre la face postérieure du quatrième espace intercostal et le bord de la lame pleuro-pulmonaire. A ce niveau, cicatrice brunâtre. La cavité pleurale droite renferme environ 4 litres 500 de sang noirâtre, en partie coagulé dans les culs-de-sac pleuro-diaphragmatique. Le sang enlevé, on constate sur le bord droit du corps de la dixième vertèbre dorsale, un orifice par lequel émerge la sonde introduite par l'orifice rachidien. Cet orifice est tangent au bord droit de la veine gauche azygos.

Pas d'autre lésion du médiastin. Diaphragme indemne.

L'examen histologique de la moelle a été fait par M. le professeur R. Cestan. Voici, d'après une note qu'il a bien voulu nous remettre, la description des lésions observées.

La moelle a été contusionnée dans le premier et le deuxième segments lombaires. A l'état frais, elle est molle, diffluente, légèrement écrasée, sans réaction de poliomyélite, sans adhérences arachnoïdiennes.

La moelle a été étudiée après fixation et coloration en masse par le carmin.

Il s'agit en somme d'un écrasement partiel du premier segment lombaire.

Sont assez bien conservés : la corne antérieure gauche, le faisceau latéral, les faisceaux marginaux antéro-latéraux du côté gauche, le cordon antérieur du côté droit.

Sont, au contraire, très altérés : la corne antérieure

et tout le cordon latéral du côté droit et les deux cornes postérieures, surtout la droite, tout à fait détruite ainsi que les cordons postérieurs.

Dans la corne antérieure gauche assez bien conservée, on retrouve les cellules antérieures motrices, mais toutes en chromatolyse assez avancée.

Dans le faisceau pyramidal croisé gauche, se montrent de gros cylind... en dégénérescence avec des chances de démyélinisation.

La corne antérieure droite est absolument détruite ainsi que la corne postérieure du même côté. On n'y trouve plus de cellules nerveuses, mais un mélange, ici d'hémorragies interstielles, là de réactions vasculaires avec prolifération des gaines, formation de néo-capillaires et réaction névroglique intense.

En d'autres endroits, au contraire, surtout au niveau du faisceau pyramidal croisé droit, s'observe un vrai ramollissement traumatique avec de nombreux corps granuleux.

Les cordons postérieurs présentent les mêmes lésions, c'est-à-dire : réaction conjonctivo-vasculaire ou névroglique, — destruction des tubes nerveux, — apparition de nombreux corps granuleux : — hémorragies interstitielles.

La corne postérieure gauche est mieux conservée, surtout dans sa partie radiculaire.

Le canal épendymaire a son épithélium en prolifération.

La pie-mère n'est pas épaisse ; mais les vaisseaux

pie-mériens sont dilatés avec prolifération péri-vei-
neuse légère et surtout prolifération des tractus pie-
mériens, soutiens des vaisseaux.

En résumé, la lésion consiste :

En une destruction de la moitié droite de la moelle:
corne antérieure, faisceau pyramidal croisé, corne postérieure, cordon postérieur.

En une destruction de la partie gauche des cordons
postérieurs.

En une altération moins marquée de la corne postérieure gauche.

La dégénérescence ascendante des cordons postérieurs, descendante du faisceau pyramidal croisé droit,
est très nette. Dans les cordons postérieurs, c'est une
dégénérescence diffuse au-dessous de la lésion, dans
le troisième segment lombaire. Puis les lésions se
systématisent assez ; c'est ainsi que dans les derniers
segments sacrés, on voit nettement dégénéré le trian-
gle de Gombault et Philippe qu'on peut suivre jusque
dans la partie inférieure de la moelle.

OBSERVATION VII

Publiée par CATRIN (Thèse de Nancy, 1907).

Le mercredi 23 octobre 1907, vers sept heures du
soir, le nommé V... (Edmond), âgé de 30 ans, reçut
au cours d'une bagarre une balle de revolver dans la
région antérieure du cou.

Il fut conduit environ demi-heure après à l'hôpital

civil dans le service de M. le professeur Gross. Nous nous trouvons en présence d'un homme vigoureusement constitué, d'aspect sain. Nous l'interrogeons sur les circonstances dans lesquelles il fut atteint : il nous répond que dès qu'il eut reçu le projectile, il sentit ses jambes se dérober sous lui et il s'affaissa sur le sol; il ne perdit pas connaissance et se rappelle parfaitement tout ce qui s'est passé ; il eut un simple étourdissement qui fut de courte durée.

Quand il voulut se relever, ses jambes lui refusaient tout service. On voit par ce court interrogatoire que le blessé a toute sa connaissance ; la parole est claire et distincte. Il s'exprime avec facilité et ne semble pas ressentir la moindre douleur ; il a gardé toute sa lucidité et n'est en proie à aucune agitation. La mémoire ne lui fait pas défaut, puisqu'il nous rapporte avec de nombreux détails toute la suite des événements.

Passons maintenant à l'examen du blessé.

Dans la région cervicale antérieure, il présente au niveau du premier cartilage de la trachée, une plaie circulaire d'environ un demi-centimètre. Il s'en écoule un mince filet de sang. Les bords de la plaie sont légèrement déchiquetés et sont entourés d'une zone parcheminée brune jaunâtre, mesurant quelques millimètres de largeur ; cette zone n'est pas exactement concentrique à la plaie, mais est légèrement plus étendue du côté gauche. On note de plus une incrustation de quelques grains de poudre autour de l'orifice d'entrée du projectile, signe que le coup de

feu a été tiré à une distance relativement courte ; à
cette question, le blessé nous répond qu'il se trouvait
à environ un mètre lorsqu'il fut frappé. Nous ne trouvons pas, en examinant le blessé, l'orifice de sortie du
projectile.

Le cou n'est pas augmenté de volume et à la palpation on ne perçoit pas cette crépitation fine et gazeu-
se qui serait l'indice d'emphysème sous-cutané. La
respiration du blessé est relativement calme, sans
dyspnée.

A chaque mouvement respiratoire, de l'air passe par
la plaie faisant entendre un léger sifflement.

Le blessé a craché du sang, mais en petite quantité;
ces crachements de sang attirent tout de suite notre
attention du côté de l'appareil pulmonaire ; mais ni
la percussion, ni l'auscultation ne révèlent de lésions
du côté des poumons ; le murmure vésiculaire est nettement perçu sans altération d'aucune sorte ; les vo-
missements de sang, peu abondants il est vrai, ont
sans doute pour origine un sang déglutti provenant de
la plaie trachéale et peut-être aussi d'une plaie œsophagienne.

En examinant le reste du corps, nous ne trouvons
aucune autre trace de traumatisme ; mais nous constu-
tons une paralysie complète des deux membres inférieurs, nous demandons au blessé de lever la jambe,
tout mouvement lui est impossible. La jambe soulevée retombe inerte sur le plan du lit. Nous cherchons
s'il n'existe pas de fracture ; notre recherche est néga-

tive. La mobilité volontaire est donc totalement abolie dans les deux membres inférieurs ; la jambe est molle ; il n'y a pas de contracture ; elle prend et garde toutes les positions qu'on lui donne. Du côté des réflexes, nous constatons que le réflexe rotulien n'est pas exagéré. Il est à remarquer que cette paralysie s'est installée brusquement et n'a été précédée d'aucun trouble sensitif, ni de parésie avec lourdeur du membre ; c'est une paralysie flasque. Le membre inférieur n'est pas refroidi et on n'y constate aucun trouble sécrétoire.

Nous recherchons ensuite la sensibilité à la douleur, à la chaleur et au froid ; ces différentes sensibilités sont complètement abolies dans les deux membres inférieurs et cela jusqu'au niveau de l'ombilic ; donc, anesthésie totale depuis l'ombilic jusqu'à l'extrémité du membre inférieur.

Du côté des membres supérieurs, nous constatons les faits suivants : la force musculaire est diminuée des deux côtés, quand on demande au blessé de lever le bras, il n'y parvient que très lentement ; on voit qu'il faut un grand effort et ce n'est qu'après de nombreux mouvements de reptation qu'il arrive à placer la main sur sa tête. Nous avons donc déjà un léger degré de parésie des membres supérieurs ; le blessé réagit bien à la piqûre et il discerne parfaitement les sensations de froid et de chaud.

Nous ne constatons aucun trouble de la déglutition, ni de gêne respiratoire. Mais le thorax se soulève assez faiblement, les temps d'inspiration et d'expiration néanmoins sont à peu près égaux ; les muscles respiratoires paraissent atteints. Il n'y a pas de hoquet, ni de troubles oculo-papillaires. La face ne présente pas de modification, le blessé est seulement un peu pâle; le faciès n'est ni grippé, ni anxieux et les téguments ne sont le siège d'aucune sudation.

En examinant les sphincters, nous apprenons qu'à son arrivée à l'hôpital, le blessé eut une selle involontaire. A la percussion, nous constatons que la vessie est fortement distendue par l'urine et qu'elle remonte à environ deux travers de doigt au-dessus de l'ombilic; on sonde le blessé et il s'écoule environ un litre et demi d'une urine légèrement troublée.

Interrogé sur les sensations qu'il éprouve, le blessé nous répond qu'il ne souffre pas. Le pouls est à 80, régulier, égal, bien frappé ; la température est normale, à 37°2. Il est certain, d'après les symptômes observés, qu'il existe chez le blessé une blessure de la moelle, on peut donc conclure à une fracture de la colonne rachidienne qu'il est permis de localiser à la hauteur des deux premières vertèbres dorsales.

On panse la plaie et on place un appareil de carton destiné à soutenir la tête.

Le lendemain jeudi, nous examinons à nouveau le blessé ; l'état général est le même, la nuit a été calme, le blessé a bien dormi. Pas plus que la veille, il ne se plaint d'aucune douleur ; l'état psychique est bon et l'intelligence reste nette. Rien de particulier du côté

des yeux ; les pupilles sont égales, normalement con-
tractées, réagissant bien à la lumière. Le blessé a eu
dans la nuit une miction et une selle involontaires :
il n'a pas pu uriner depuis.

La paralysie des membres inférieurs persiste et il
semble qu'il y ait un léger abaissement de la température locale. Les membres supérieurs semblent nettement gagnés par la paralysie ; la force musculaire a
diminué dans d'assez fortes proportions. On note une
élévation thermique le matin : 38°5 ; le pouls est plus
accéléré et moins bien frappé : 90 pulsations à la minute. La respiration tout en étant régulière, non
dyspnéique, est plus superficielle ; le thorax se soulève à peine et le temps expiratoire est sensiblement
plus court. La respiration est uniquement diaphragmatique. Le soir, l'ascension thermique est plus accen-
tuée : 39°9 et le pouls plus rapide : 110 pulsations à
la minute.

La radiographie montre une balle siégeant entre la
deuxième et la troisième vertèbres dorsales. Elle se
trouve à une distance d'environ 6 centimètres des téguments supérieurs de la région interscapulaire.

Le vendredi, 25 octobre, on constate un nouveau
vomissement de sang, le cou est légèrement augmenté
de volume et la palpation fait percevoir de ci de là la
crépitation de l'emphysème. On constate de plus une
sensible élévation thermique : 39°8 ; la gêne respiratoire est manifeste et la respiration devient de plus en
plus superficielle.

Tous ces symptômes nous font craindre une perforation de l'œsophage avec début de phlegmon du médiastin. Dans ces conditions, on pense qu'une intervention serait susceptible de drainer le médiastin et, par lui, de découvrir les plaies trachéale, œsophagienne s'il en est, et vertébrale, et de poser de façon absolument certaine l'indication d'une laminectomie.

Dans tous les cas, la médiastinotomie répond à cette nécessité qui existe de drainer les plaies œsophagienne et trachéale.

INTERVENTION. — *Opérateur* : M. le professeur Gross.

Aide : M. le professeur agrégé Sencert.

Le blessé, couché sur le côté gauche, la tête légèrement inclinée en avant et le bras droit pendant, est prudemment anesthésié. On fait une incision rectiligne d'environ 13 centimètres à égale distance des apophyses épineuses des premières vertèbres dorsales et du bord spinal de l'omoplate droite, mais cependant plus voisine de la ligne des apophyses épineuses des premières vertèbres dorsales ; le milieu de l'incision correspond à peu près à la troisième dorsale : elle porte dans toute l'épaisseur des tissus, jusqu'aux côtes.

On aborde ensuite les deuxième et troisième côtes droites, ruginant avec précaution le périoste de ces côtes à partir de l'angle et même un peu en dehors, jusqu'à un centimètre de l'articulation costo-vertébrale. On écarte les deux côtés de la plaie et on sectionne chacune des côtes à une distance de 7 centimè-

tres environ de la colonne vertébrale ; on fait l'hémostase des intercostales.

Le premier temps ou temps extrathoracique est
achevé ; on est alors en présence d'une fenêtre thoracique assez large, dont le fond est occupé par la plèvre
costale droite recouverte par les paquets vasculo-ner-
veux intercostaux. Ceux-ci sont isolés et coupés.

On aborde alors le deuxième temps de l'opération ou
temps intra-thoracique. Protégeant les sections costa-
les avec des compresses, du doigt on décolle la plèvre,
des corps vertébraux. On explore avec le doigt mais on
ne sent aucun orifice. On fait sauter la quatrième côte
en procédant comme précédemment et on découvre
vers le milieu de la fenêtre thoracique la crosse de
l'azygos : on écarte fortement le poumon et la plèvre
en dehors et on tombe sur la fossette sus-azygos au
fond de laquelle on aperçoit la face postérieure et le
bord latéral droit de l'œsophage. L'exploration digitale
fit sentir alors un orifice sur la face antérieure de la
deuxième vertèbre. Le projectile a donc pénétré dans
la vertèbre, peut-être dans le canal médullaire, ou encore a-t-il fait éclater le corps vertébral et une esquille comprime-t-elle ou blesse-t-elle la moelle.

Muni de cette indication, on dénude les lames vertébrales des deuxième et troisième vertèbres dorsales,
on les résèque et on tombe sur un hématome : il est
incisé et tamponné. On arrive alors sur la dure-mère
qu'on incise et on peut se rendre compte avec le doigt
que la moelle est soulevée dans toute la largeur par un

corps dur faisant saillie dans le canal médullaire ; on croit un instant que c'est la balle, mais on reconnaît que c'est un gros fragment osseux et malgré les tentatives d'extraction, il est impossible de le mobiliser et de l'extraire ; c'est le corps vertébral qui a éclaté. Toute intervention utile est impossible ; on s'apprête à faire le pansement. A ce moment, la respiration du blessé devenait de plus en plus superficielle, le pouls de plus en plus faible, à peine perceptible ; la respiration était purement diaphragmatique et le diaphragme lui-même semble paralysé. Malgré tous les efforts faits pour remonter le blessé, malgré la respiration artificielle qu'on pratiqua pendant près d'une heure, le malade expira au moment même où on le couchait sur son lit.

Autopsie. — L'autopsie est pratiquée le lendemain 27 octobre, par M. Harter, préparateur d'anatomie pathologique, qui a l'obligeance de remettre la note suivante :

La balle a pénétré à 3 centimètres 8 au-dessus de la fourchette sternale, exactement au niveau de la ligne médiane. Elle a traversé le bord interne du sterno-thyroïdien du côté gauche. Continuant son trajet, elle échancra très légèrement le bord supérieur de l'isthme du corps thyroïde, passa ensuite entre le bord inférieur du premier cartilage de la trachée et le bord supérieur du deuxième anneau cartilagineux sans les détruire ni l'un ni l'autre. Jusque-là, la direction de la balle suivit un trajet rectiligne.

Le projectile traversa alors obliquement la trachée, mais horizontalement, de telle sorte qu'il pénétra légèrement à droite, à l'intersection de la portion membraneuse de la trachée avec la portion cartilagineuse. Continuant son trajet, il traversa le bord postérieur du côté droit du corps thyroïde, laissa sa bourre à cet endroit, longea l'œsophage sans le léser profondément. Une légère ecchymose sous-muqueuse est seule visible à l'ouverture de l'œsophage.

Après avoir trouvé les aponévroses pharyngiennes, il pénétra dans la colonne vertébrale à droite de la ligne médiane où il fit éclater les corps vertébraux des première et deuxième vertèbres dorsales sur une hauteur de quatre centimètres environ. Sous l'influence de la résistance, le projectile se retourna complètement, c'est-à-dire qu'on trouvait la pointe en avant et légèrement inclinée en bas. La balle enfonça un fragment osseux dans le canal médullaire : la moelle, alors, sous l'action de ce fragment osseux et du projectile, se couda et se déchira sous la forme d'un losange.

Du côté des autres appareils, rien de particulier à signaler qu'une congestion légère des deux poumons. L'estomac et l'intestin ne contiennent pas de sang. Le cœur, le foie et les reins sont normaux.

OBSERVATION VIII

Publiée par M. J.-L. FAURE, à la Société de Chirurgie de Paris, séances du 23 mai 1906, p. 518.

Cha..., 25 ans, dans la nuit du 17 au 18 décembre 1905, a reçu deux balles de revolver dans la région cervicale. Il tombe et reste étendu pendant deux heures, pouvant exécuter quelques mouvements avec les membres supérieurs, mais aucun avec les membres inférieurs.

On le transporte à l'hospice d'Ivry. Il semble qu'il y ait alors des phénomènes de choc nerveux. Le lendemain matin on fait examiner le malade avec soin. Il y a une paraplégie à peu près complète. Aucun mouvement des membres inférieurs, grande diminution de la mobilité des membres supérieurs. Du côté droit la sensibilité est plutôt exagérée, sans traces très nettes de délimitation. Du côté gauche, anesthésie légère. Les réflexes sont conservés ; troubles du côté des sphincters ; rétention d'urine bientôt suivie d'incontinence. Pouls régulier, un peu rapide.

Au niveau du cou on trouve les plaies par où ont pénétré les balles. L'une est très bas, à un centimètre au-dessous et à deux ou trois centimètres en arrière de la clavicule gauche, au niveau de son tiers moyen ; l'autre est plus haute et plus postérieure en regard des dernières vertèbres cervicales.

Dans les jours qui suivent, la situation ne s'améliore pas ; la température oscille de 37°5 à 39°.

Du côté de la motilité il y a un retour sensible des mouvements au niveau des membres supérieurs. Du côté des membres inférieurs on observe seulement quelques légers mouvements d'extension du membre inférieur gauche. Les troubles de la sensibilité restent confus ; il y a surtout des phénomènes d'hypoesthésie.

Les réflexes qui étaient conservés au début disparaissent, inégalité pupillaire, myosis à droite.

La radiographie montre deux balles, l'une dans les masses musculaires de la région latérale du cou, l'autre située au niveau du canal vertébral. Elle est dirigée la pointe en l'air, un peu à droite de la ligne médiane. Elle semble située dans le canal rachidien et être venue buter contre la paroi latérale droite de ce canal en se réfléchissant vers le haut. Elle est située à hauteur du tissu interstitiel qui sépare la première dorsale de la deuxième.

Après un examen approfondi fait par mon collègue et ami Souques et d'accord avec lui, l'état ne s'améliorant pas, nous décidons d'aller retirer la balle située dans le canal rachidien.

L'opération a eu lieu le 22 décembre 1905.

Le malade, endormi avec l'appareil de Ricard, est placé sur le ventre, un coussin sous le thorax faisant saillir la région à opérer.

Mais la respiration se fait mal, on est même obligé de faire pendant quelques instants la respiration arti-

ficielle. Je fais alors incliner le malade latéralement,
sur le côté droit. Incision médiane commençant au-
dessus de la vertèbre proéminente pour s'étendre presque sur la troisième dorsale. Les muscles des goutiè-
res vertébrales sont rapidement décollés et les apophyses épineuses attaquées à la pince-gouge. Les lames
vertébrales sont rapidement enlevées et la partie postérieure de la dure-mère apparaît à nu. L'hémorragie
qui vient des muscles puis des vaisseaux intra-rachi-
diens est très abondante, mais elle cède à un tamponnement de quelques instants. Les lames vertébrales
étant enlevées sur une longueur de six centimètres,
j'explore avec un stylet le canal rachidien de façon à
sentir la balle. Ne sentant rien, j'agrandis l'ouverture
du canal un peu en haut et un peu en bas de façon à
avoir une brèche de dix centimètres environ.

Après quelques explorations, je trouve la balle contre la paroi interne droite du canal, au niveau de la
première dorsale mais dans la profondeur, près de la
paroi antérieure du canal. La recherche de la balle eût
été un peu moins longue si je ne m'étais obstiné à
chercher une balle noire, alors qu'elle était recouverte d'une chemise de cuivre rouge qui la rendait peu
perceptible au milieu du sang.

Il me fut impossible de voir s'il y avait des lésions
sérieuses du côté de la partie antéro-latérale de la
moelle. La partie postérieure de la dure-mère, que j'ai
seule eue sous les yeux et que je n'ai pas cru devoir

ouvrir pour me rendre compte des lésions médullaires, était intacte.

Je mets le drain au contact de la dure-mère et je suture la plaie.

Le 23 décembre, le malade est bien. La sensibilité est à peu près semblable des deux côtés, un peu d'hyperesthésie à droite.

Il y a un retour très net de la motilité à gauche. Le malade fléchit un peu le genou et le détache légèrement du lit.

Du côté droit aucun changement, mais de ce côté le réflexe rotulien est légèrement revenu, alors qu'il reste aboli à gauche.

Le 24 et le 25 décembre, état à peu près stationnaire. Le pansement a beaucoup coulé.

Le 26 décembre, le talon gauche se détache très nettement du lit. Léger mouvement de flexion à droite. Les réflexes sont un peu plus accentués. Les jours suivants les réflexes s'améliorent de plus en plus.

Le 28 décembre on enlève le drain. Léger suintement.

A partir de ce moment l'état s'améliore de plus en plus.

Le 10 janvier le malade remue très bien la jambe droite, la jambe gauche est lourde, mais les mouvements s'accomplissent assez bien.

Les réflexes sont complètement revenus à droite. Ils sont un peu exagérés à gauche.

Sensibilité revenue ; un peu exagérée à gauche.

Le 26 janvier le malade se lève seul, mais il ne marche pas encore.

Sorti en février, il marche assez bien avec un peu d'exagération des réflexes et de la contracture.

Actuellement (16 mai) le malade marche d'une façon très satisfaisante. La sensibilité est normale et les réflexes sont encore un peu exagérés.

RÉSUMÉS D'OBSERVATIONS

Publiées par le lieutenant-colonel LONGUET, « Arch. de méd. et de pharm. milit. », 1905, p. 122.

I. — Coup de feu à longue distance; orifice d'entrée à 4 centimètres à gauche de l'apophyse épineuse de la quatrième vertèbre dorsale; orifice de sortie large, au-dessus du milieu de la clavicule droite. Hospitalisé quelques jours après sa blessure, le blessé présente une paralysie complète des membres inférieurs, avec anesthésie commençant au-dessous de la septième côte en avant, de la huitième côte en arrière. Conservation du réflexe crémastérien, mais abolition des réflexes patellaire et plantaire. Paralysie de la vessie et du rectum. Se rétablit suffisamment pour être rapatrié au bout de trois mois; mais la paraplégie persistait encore longtemps après.

II. — Blessure par balle Mauser à grande distance; orifice d'entrée à 5 centimètres en arrière de la ligne axillaire postérieure (côté droit) au-dessus de la septième côte ; sortie exiguë au-dessous du milieu de l'omoplate gauche. Symptômes habituels de paralysie consécutive aux blessures de la moelle à ce niveau. Mort au bout de 5o jours. A l'autopsie, on trouve le cordon médullaire divisé partiellement et réduit en bouillie au niveau de la troisième vertèbre dorsale ; pas de compression osseuse ; épanchement de sang liquide au-dessous de la dure-mère.

III. — Blessure à 8oo mètres par balle Mauser ; orifice d'entrée à 4 centimètres au-dessous de l'articulation acromio-claviculaire droite, pas d'orifice de sortie. Pas d'hémoptysie. Paralysie habituelle sous-ombilicale. Mort au bout de 15 jours. La balle, après avoir traversé obliquement le corps des septième et huitième vertèbres dorsales, s'était logée dans les muscles de la région lombaire, du côté gauche. Moelle intacte, mais extravasation sanguine et petit caillot entre la face antérieure du cordon médullaire et le corps de la septième dorsale.

IV. — Blessure à 8oo mètres. Orifice d'entrée au milieu de l'aisselle gauche, trou de sortie au-dessus de l'épine de l'omoplate droite. Paralysie habituelle ; pas d'hyperesthésie ; pas d'hémothorax ; légère hémoptysie au moment de la blessure. Mort 2 mois et demi après. Moelle en bouillie sur une étendue de 3 à 4 centimètres au niveau de la quatrième vertèbre dorsale ; la balle avait passé entre les lames vertébrales sans produire de fracture.

V. — Blessure à 3oo mètres par balle Mauser, entrée dans le septième espace intercostal droit à 10 centimètres environ de l'épine dorsale ; pas de trou de sortie. Paralysie habituelle des lésions médullaires à ce niveau. Mort au bout d'un mois. A l'autopsie, épanchement purulent dans la plèvre droite. La balle avait traversé le canal vertébral entre la douzième vertèbre dorsale et la première lombaire, dans laquelle elle était restée, faisant saillie du côté de la moelle ; les lésions médullaires étaient limitées aux environs immédiats du projectile.

VI. — Blessure à 3oo mètres par balle Mauser, entrée à 12 millimètres à droite de l'apophyse épineuse de la huitième vertèbre dorsale, pas de trou de sortie. Paralysie. Mort 2 mois et demi après. Aucune lésion osseuse ; la balle était logée dans la moelle, sa pointe enfoncée dans le corps de la douzième vertèbre dorsale.

VII. — Coup de feu à 5o mètres, orifice d'entrée dans le premier espace intercostal droit à 25 millimètres à droite du sternum ; sortie à 12 millimètres à droite de l'apophyse épineuse de la cinquième vertèbre dorsale. Abondante hémoptysie ; paralysie complète et anesthésie des membres inférieurs ; paralysie de la vessie et du rectum ; hémothorax. Intervention opératoire sans résultats. Mort au bout de 16 jours. A l'autopsie, on trouva des lésions étendues du poumon droit et une perforation en tunnel du corps de la cinquième vertèbre dorsale ; la moelle était en bouillie sur une étendue de 2 à 3 centimètres.

VIII. — Blessure par balle de revolver, à quelques mètres, orifice d'entrée à 3 ou 4 centimètres à droite de l'apophyse épineuse de la septième vertèbre cervicale ; sortie à 35 millimètres au-dessus et en dehors de l'articulation sterno-claviculaire gauche. Paralysie complète jusqu'au niveau de la quatrième côte ; conservation de la sensibilité des mains, mais diminution considérable de leur force. Priapisme et rétention d'urine ; respiration diaphragmatique, pas de lésion appréciable des vaisseaux du cou. Mort au bout de 12 jours. A l'autopsie, on constata que la balle avait traversé le canal rachidien, au niveau de la lame de la première vertèbre dorsale, en sectionnant presque complètement le cordon médullaire.

IX. — Blessure à 50 mètres par balle Mauser, entrée à 5 centimètres au-dessous du mamelon droit et sortie au-dessus de la douzième côte à gauche tout près de l'épine dorsale. Paralysie des deux jambes et anesthésie de la jambe droite ; zone d'hyperesthésie au niveau de la partie supérieure de l'abdomen. Paralysie de la vessie et du rectum ; pas d'hémoptysie, ni d'hémothorax. Abolition des réflexes patellaires au moment de l'examen.

Mort au bout d'un mois. A l'autopsie, graves lésions du poumon droit et du foie ; la balle avait profondément évidé la face postérieure du corps de la douzième vertèbre dorsale ; mais la dure-mère n'avait pas été atteinte et le cordon médullaire paraissait intact ; un petit caillot noir de 2 centimètres de long, à la terminaison de la moelle au-dessous de l'arachnoïde.

X. — Blessure à 30 mètres ; orifice d'entrée petit à 12 centimètres à droite de l'apophyse épineuse de la deuxième vertèbre dorsale, sortie à 5 centimètres au-dessus du milieu de la clavicule droite. Le blessé dut subir un transport de 13 jours avant d'être hospitalisé. Paralysie complète des membres inférieurs ayant commencé à se dissiper au bout de 15 jours ; paralysie passagère de la vessie, rien aux membres supérieurs ; les réflexes rotuliens, d'abord abolis, ont reparu au bout de 15 jours. Guérison complète, 4 mois après.

CONCLUSIONS

I. Jusque vers la fin du XIX° siècle, la chirurgie de l'axe nerveux cérébro-spinal n'existe pour ainsi dire pas. La moelle épinière blessée est prudemment respectée par les chirurgiens.

Depuis que les fonctions médullaires sont mieux connues et depuis les progrès de l'asepsie, les chirurgiens plus audacieux interviennent aujourd'hui, et les plaies de la moelle, surtout les plaies par armes à feu, ne sont plus l'objet d'un respect dont le blessé supportait autrefois les conséquences funestes.

II. Un projectile peut blesser la moelle de deux façons :

1° Directement ;

2° Indirectement par les esquilles du segment osseux fracturé. En général, le projectile fixé dans le corps vertébral, fait saillie à l'intérieur du canal rachidien et comprime la moelle d'une manière permanente.

L'étude anatomo-pathologique montre que, dans certains cas, la moelle peut être écrasée alors que le fourreau méningé ne présente pas de solution de continuité.

III. La lésion médullaire peut être totale ou partielle.

La lésion totale est impossible à modifier. Les fonctions du segment de moelle situé au-dessous d'elle, sont irrémédiablement perdues, car une régénération efficace des fibres détruites est impossible.

Les lésions partielles de la moelle, au contraire, peuvent être bien modifiées par l'intervention : elles se composent d'une association de lésions élémentaires, les unes destructives impossibles à régénérer, les autres non destructives, curables.

IV. Il est un moyen de distinguer les cas qui peuvent être améliorés et guéris par l'intervention, des cas inopérables. C'est l'examen électrique des muscles paralysés. Les lésions partielles se reconnaissent aux symptômes suivants : persistance de l'excitabilité musculaire au courant faradique, absence de réaction de dégénérescence ; augmentation de l'excitabilité galvanique.

Les lésions destructives, que l'intervention ne pourra modifier, se manifesteront par la perte absolue et très rapide de l'excitabilité musculaire au courant faradique et l'apparition rapide de la réaction de dégénérescence.

On ne peut se baser que sur les résultats donnés par l'examen électrique, et non sur l'abolition immédiate des réflexes, ni sur la présence de sang dans le liquide céphalo-rachidien.

V. Une fois le diagnostic fait, nous estimons, avec Sencert, qu'il est inutile d'intervenir lorsqu'on se trouve en présence d'une lésion totale *certaine*. Dans tous les autres cas, après avoir repéré le siège du projectile par la radiographie, il est nécessaire d'intervenir pour enlever les corps étrangers, cause de compression, prévenir les complications infectieuses et mettre la moelle blessée dans les meilleures conditions pour sa réparation.

BIBLIOGRAPHIE

ALESSANDRI. — Archivio ad Atti della Societa Italiana di Chirurgia, 1906.

AUBRAN. — *Des lésions traumatiques de la moelle.* Thèse de Montpellier, 1872, n° 182.

ASHURST. — *Injuries of the Spine.* Philadelphia, 1867.

AUVRAY. — Intervention chirurgicale dans les traumatismes du rachis et de la moelle. — Rapport au XXII° Congrès français de Chirurgie du 4 au 9 octobre 1909 à Paris, page 333.

AUVRAY et MOUCHET. — *Maladies du Rachis et de la Moelle,* 1913.

BASTIAN CHARLTON. — *British méd. Journal,* 1er mars 1890.

BERNARD. — *Des lésions traumatiques de la moelle.* Thèse de Montpellier, 1872, n° 38.

BICKHAM. — *Chirurgie opératoire.* Philadelphie, 1908.

BIRD. — *Guy's Hospital Journal,* 1906, page 423.

BOURGUENOT. — *Lésions traumatiques du rachis et de la moelle.* Thèse de Paris, 1855, n° 226.

BOUVIER. — *Contribution à l'étude des plaies de la moelle épinière.* Thèse de Paris, 1910.

BRAUN. — *Beitrag zur Frage der operativen Behand-*

lung der Rückenmarks Cehüsse. — Deutsch.
Zeitsch. J. Chir., 1908, vol. XCIV, page 115.

CALINESCU et OPRESCU. — Un caz de sectiune a ma-
duvei spinarei prin arma de foc (Un cas de section de la moelle épinière par arme à feu) in
Revista stiintelor medicale, t. VIII, n° 9 et 10,
sept. 1911.

CASPER. — Ueber die Verletzung des Rückenmarks,
in Rust' Magazin, 1823, et Journal complet des
Sciences médicales, t. XVI, p. 309, 1823.

CATRIN. — A propos d'une plaie du rachis par coup
de feu. Thèse de Nancy, 1907.

CAVICCHIA. — Scritti augurali per il 25ᵉ anno dell' inse-
gnamento chirurgico de Durante, Rome, 1898.

Charles BELL. — On the injuries of the Spine, Lon-
don, 1824.

COLEY. — Bullet Wound of the spinal Cord betwen
the First and Second Dorsal Vertebral : Laminec-
tomy ; Removal of the Bullet ; Complete Reco-
very (Plaie par coup de feu de la moelle épinière
entre la première et la deuxième vertèbre dorsales ; laminectomie ; extraction de la balle ;
guérison complète), in Annals of Surgery, New-
York, t. LVI, n° 1, juillet 1912.

COUYRA. — Des troubles trophiques consécutifs aux
lésions traumatiques de la moelle et des nerfs.
Thèse de Paris, 1871, n° 138.

Déjerine et Thomas. — *Nouveau traité de médecine de Brouardel et Gilbert*, fascicule XXXIV, page 157.

Delbet. — *Leçons de Clinique chirurgicale*, Paris, 1899.

Doyen. — *Thérapeutique chirurgicale*, 1910.

Ducuing et Rigaud. — Plaie de la moelle par balle de revolver, *Toulouse médical*, t. XIII, n° 6, 1er avril 1911, p. 113 à 120.

Eisengräber. — Verletzung des Rückenmarks mit Kugol. Laminektomie (Blessure de la moelle par projectile, laminectomie), *in Medizinische Klinik*, Berlin, t. VIII, n° 48, 1er décembre 1912.

Flourens — Expériences sur la réunion et cicatrisation des plaies de la moelle et des nerfs, *in Annales des Sciences naturelles*, 1828, t. XIII, p. 113.

Forgues. — *Arch. de méd. et de pharm. militaires*, 1883, page 113.

Fowler. — A case of suture of the spinal cord, following a gunshot injury involving complexe severance of the structure, *Annals of Surgery*, 1905, vol. XLII, n° 4.

Gerota. — Ferita d'arme du fuoco del midollo spinale, *Riv. de chir.*, 1902, n° 8.

Guyon. — *Rec. de mém. de méd. et de pharm. militaires*, 1838, page 355.

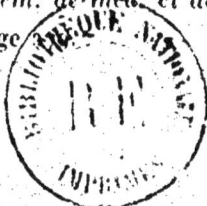

Haynes et Morehead. — *Gunshot Wamds of spinal Cord*. New-York, 1906, page 84.

Hoffmann. — *Zur Klinik u. Behandlung der Halswirbelschüsse*. Deutsch. Zeitsch. j. Chir., 1908.

Jamain et Terrier. — *Manuel de Pathologie chirurgicale*, t. II, premier fascicule, 1878, pages 278 à 295.

Laugier. — *Des lésions traumatiques de la moelle épinière*. Thèse de concours de Clinique chirurgicale. Paris, 1848.

Lestocquoy. — *Lésions traumatiques de la moelle*. Thèse de Paris, 1836, n° 331.

Lonéac. — *Journal des sciences médicales de Lille*, 1896, p. 90.

Marion. — *Chirurgie du système nerveux*. Paris, 1905.

Marshall-Hall. — *Lec. on the nervous System*, in the Lancet, 1838-39, vol. I, p. 607.

Ollivier (d'Angers). — *Traité des maladies de la moelle*, 1re édition, 1823 ; 2e édition, 18.. ; 3e édition, 1837.

Pacotte. — *De la valeur séméiologique des réflexes dans les traumatismes de la moelle*. Thèse de Nancy, mai 1910.

Pilcher et Onuf. — *Ann. of Surgery*, 1903.

Prewitt. — *Ann. of Surgery*, 1898, vol. II, p. 127.

Ramon y Cajal — *Histologie du système nerveux de l'homme et des vertèbres*. Paris, 1909.

SCHWEING. — *Considérations sur les lésions traumatiques du rachis et de la moelle épinière*. Thèse de Paris, 1852, n° 175.

SENCERT. — *Intervention chirurgicale dans les traumatismes du rachis et de la moelle*. Rapport au XXII° Congrès français de chirurgie. Paris, octobre 1909, page 255.

SUTTAES. — Regeneration of axones of spinal neurones in man. *The Montreal med. Journal*, avril 1905.

SICK. — Trepanat. der Wirbelsäule wegen Fraktur u. Lähmung. Aertzlicher Verein in Hambourg, 10 janvier 1905 ; *Deutsch. med. Woch.* 1905. page 651.

SMALL — *Arch. de méd. et de pharm. militaires*, 1887, page 429.

STEUDENER. — *Arch. de méd. et de pharm. militaires*, 1883, page 119.

STEWART et HARTE. — *A case of severed spinal cord in which myelorraphy was followed by partial return of jonction. Philadelphia med. Journal*, 1902, vol. IX, 7 juin.

VELPEAU. — Mémoire sur quelques altérations de la moelle, in *Archives générales de médecine*, 1825, 1re série, t. VIII, page 329.

VINCENT. — Plaies par coup de feu de la moelle épinière. *Revue de Chirurgie*. 1892, page 89.

WALLER. — Observations sur la section de la moelle

épinière in Comptes rendus de la Société de bio-
logie, 3ᵉ série, t. III, page 138, 1856.

ZESAS. — Les troubles urinaires après les blessures de
la colonne vertébrale et de la moelle. Sammlung
Klinischer Vorträge, 639, pages 497 à 514.

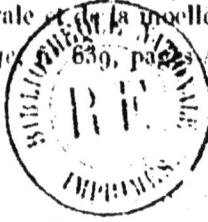

Toulouse. — Ch. DIRION, libraire-éditeur, rue de Metz, 22

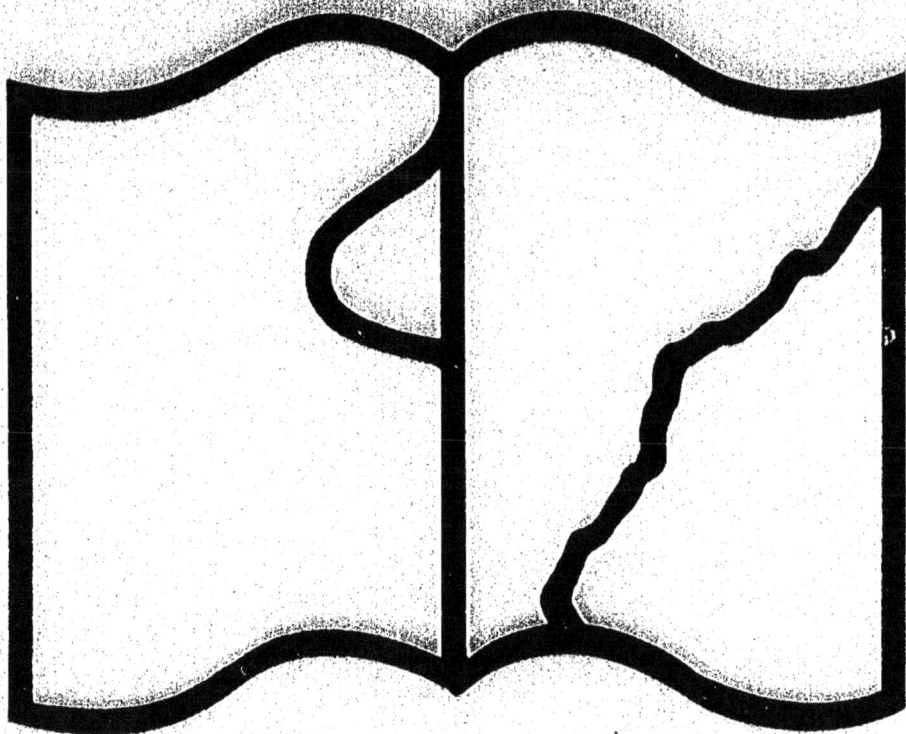

Texte détérioré — reliure défectueuse

NF Z 43-120-11

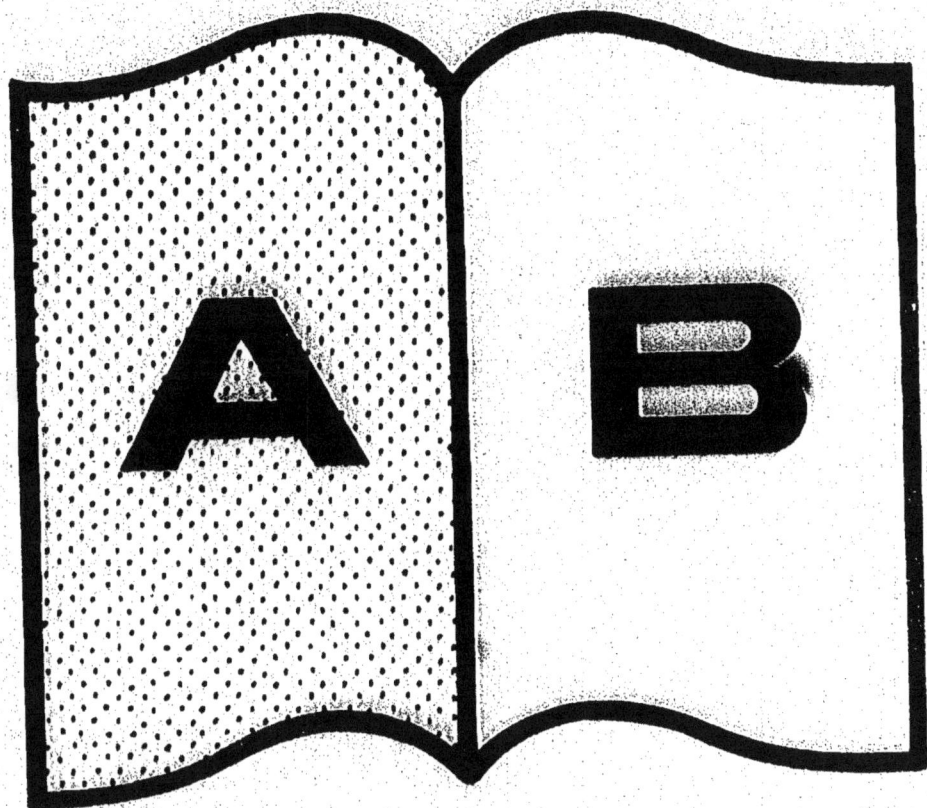

Contraste insuffisant

NF Z 43-120-14